Monthly Book
Medical Rehabilitation
編集企画にあたって………

　近年の小児科診療において心身症および神経発達症の受診者数は増えており，小児における疾病構造の変化に伴って子どものこころの診療の必要性が高まっていると考えられる．また，約8.8％の小中学生が知的発達に遅れはないものの学習面または行動面で著しい困難を示しており，神経発達症診療の必要性も高まっている．一方で専門的な子どものこころ診療が可能な医療資源の充足はなお不十分であり，歴史的には児童精神科診療の特定高次病院への集約を試みた自治体で，3年以上の初診までの待機期間が発生し社会問題化した事例も存在する．地域のサービスとしての神経発達症のリハビリテーション診療のためには，職種の垣根を越えた，包括的なサポートの充足が求められる．

　子どものこころの診療や神経発達症の診療に対して専門職に求められるニーズは増えているが，現時点では十分に対応できているとは言いがたい．その原因として，ほかの疾患に比べて1症例ごとの診察に時間がかかるため，限られた時間で診療できる患者数が少なくなることが原因と考えられる．また診療に要する時間に対する対価も十分とは言えない．また地域リハビリテーションの現場でも，小学校入学後の学童期以降の療育資源が足りず，本当に療育が必要な児童に適切なサービスが行きわたらないという問題もある．

　神経発達症のリハビリテーション診療は，乳幼児期から始まる．神経発達的早期徴候がいくつもあるが，もし気づかれずに放置したままだと，様々な発達障害や精神医学的な問題につながっていく可能性があり，ESSENCE（幼児期に見られる神経発達的診察につなげるべき早期徴候）は，それらの問題を早期に確認することができる重要な前兆である．

　早産・低出生体重児に対する乳幼児期からの理学療法は有用であるが，ハイリスク児であっても，独歩獲得を機に専門職による支援が終了し，日常生活や集団場面で困難感が生じた段階で支援再開に至ることが多い．作業療法では感覚統合障害への評価とアプローチを行いながら，子どもの障害特性が細やかに正確に理解されることで適切な支援策を見出す．言語聴覚療法では，子どものことばの発達について多くの相談が寄せられ，言語理解・表出・コミュニケーションの3側面から専門的な評価を行う．地域では，様々な専門職が神経発達症のリハビリテーション診療に関わることになるが，発達評価は，何をどのように評価し，見立てを構築したら良いのか．本特集では，地域で行われているペアレンティング・プログラムや読み書き障害の評価と情報共有，そして重症肢体不自由児や神経発達症児，医療ケアが必要な子どもに対する地域リハビリテーション活動，さらには，成人に成長後の就労支援に至るまで，地域で実際に取り組まれている各方面のエキスパートに解説していただいた．

2024年10月
橋本圭司

Key Words Index

和　文

― あ行 ―
遊び　16,52
育児不安　37
親子相互作用　7

― か行 ―
家庭療育　23
感覚統合　16
限局性学習症　45
言語発達　23
子育て支援　16,37

― さ行 ―
作業療法　16
写真　52
就労移行支援　60
障がい児　52
神経発達症　1,16,45,60
心理検査　30
早期介入　7
早産・低出生体重児　7

― た行 ―
多職種連携　60
デイサービス　52
ディスレクシア　45
特性理解　60
トリプルピー　37

― な行 ―
日本語版 ASQ®-3　1
乳幼児　16

― は行 ―
発達支援　52
発達障害　1,30,45
発達性協調運動症　7
発達評価　30
評価　16
ペアレンティング・プログラム　37
ペアレント・トレーニング　37
保護者支援　23

欧　文

― A ―
Ages & Stages Questionnaires®,
　3rd Edition in Japanese　1
anxiety about child-rearing　37
assessment　16

― C ―
characteristic understanding　60
child care support　37
childcare support　16
children with special needs　52

― D ―
day service　52
developmental coordination
　disorder　7
developmental disorder　30
developmental evaluation　30
developmental support　52
dyslexia　45

― E ―
early intervention　7

early symptomatic syndromes
　eliciting neurodevelopmental
　clinical examinations；ESSENCE
　　　　　　　　　　　　　　1
employment transition support　60

― H・I ―
home therapy　23
infant and toddler　16
interprofessional collaboration　60

― L・N ―
language development　23
neurodevelopmental disorders
　　　　　　　　　1,16,45,60

― O・P ―
occupational therapy　16
parent-infant interaction　7
Parent training　37
Parenting Program　37
photograph　52
play　52
play therapy　16
preterm and low birth weight baby
　　　　　　　　　　　　　　7
psychological testing　30

― S・T ―
sensory integration　16
specific learning disorder；SLD　45
support for parents　23
Triple P　37

Writers File

ライターズファイル（50音順）

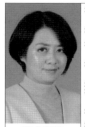

青木 瑛佳
（あおき さやか）

- 2014年　コロンビア大学大学院修了，博士号取得（学校心理学）
- 2014～15年　国立成育医療研究センター，研究員
- 2015～16年　葛飾区子ども総合センター，発達支援専門員
- 2016年　個人での発達臨床支援（カウンセリング・アセスメント）を開始
- 2021年　公認心理師取得
- 2021～24年　東京大学先端科学技術研究センター，特任研究員
- 2023年～　日本学術振興会，特別研究員（RPD）
- 2023年～　放課後等デイサービスFlos．スーパーバイザー

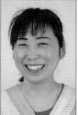

木村古州美
（きむら こすみ）

- 2002年　専修大学文学部哲学・人文コース卒業
- 2010年　（専）社会医学技術学院南紀医療福祉センター卒業，児童発達支援センター兼務（精神科・小児科外来，特別支援学校外部専門家，発達・療育相談，保育所等訪問支援事業所に従事）
- 2014年　（株）東京リハビリテーションサービス（訪問リハビリ，児童発達支援，放課後等デイサービス，ビジョントレーニング，保育園巡回相談外部専門家（小・中・高特別支援学校，支援学級）に従事）
- 2021年　日本感覚統合学会認定講習会Bコース終了（社）南風会　シャロームみなみ風入職

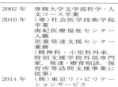

橋本 圭司
（はしもと けいじ）

- 1998年　東京慈恵会医科大学卒業
- 1999年　東京都リハビリテーション病院，医員
- 2000年　神奈川リハビリテーション病院，医員
- 2005年　東京慈恵会医科大学附属病院，助教・講師
- 2009年　国立成育医療研究センター，医長
- 2016年　はしもとクリニック経堂，院長
- 2021年　昭和大学藤が丘リハビリテーション病院，准教授
- 医療法人社団圭仁会，理事長

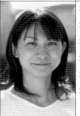

井上　彩
（いのうえ あや）

- 2003年　東京都立保健科学大学卒業
- 2004年　西多摩療育支援センター
- 2007年　青年海外協力隊エクアドル派遣
- 2009年　東京都立小児総合医療センター
- 2017年　国立成育医療研究センター
- 2023年　赤ちゃんのあたまのかたちクリニック子どものからだとことば発達支援いろどり

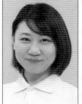

坂本彩菜
（さかもと あやな）

- 2008年　富山県立富山いずみ高等学校専攻科看護科卒業
- 東邦大学大森病院小児病棟勤務
- 2017年　医療法人社団のびたみくりキッズクリニック勤務
- 2018年　東京未来大学こども心理学部通信課程卒業　認定心理士資格取得　Stepping Stones TripleP ファシリテーター取得
- 2021年　公認心理師資格取得　Selected Teen TripleP ファシリテーター取得
- 2022年　Group TripleP ファシリテーター取得　Praymary Care TripleP プラクティショナー取得
- 2023年　Selected TripleP ファシリテーター取得
- 2024年　医療法人社団のびたあのねコドモくりにっく

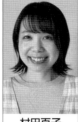

村田百子
（むらた ももこ）

- 2014年　法政大学文学部英文学科卒業
- 2016年　上智大学大学院博士前期課程言語聴覚研究コース修了
- 2017年　国立成育医療研究センターリハビリテーション科
- 2019年　社会福祉法人横浜市リハビリテーション事業団　横浜市北部地域療育センター
- 2022年　大田区立こども発達センターわかばの家（非常勤）

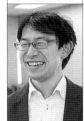

扇　浩幸
（おうぎ ひろゆき）

- 2010年　東京都立大学卒業
- 2010年　医療法人社団成仁（精神科）入職
- 2013年　株式会社リニエR入職
- 2016年　同法人内でリニエワークステーション中野，リニエ相談支援中野立ち上げ（就労移行支援），指定特定相談支援事業所メノウ中野（特定相談支援）立ち上げ

【社外活動】
東京都作業療法士会就労支援委員会，副委員長
中野区自立支援協議会，委員
三鷹市障害支援区分，審査委員

玉井　智
（たまい さとし）

- 2004年　立命館大学大学院応用人間科学研究科修了
- 2011年　上智大学大学院外国語学研究科言語学専攻博士前期課程修了
- 2012年　国立研究開発法人成育医療研究センター発達評価センター
- 2013年　川崎市立南部地域療育センター
- 2024年　昭和大学藤が丘リハビリテーション病院（言語聴覚士・社会福祉士）

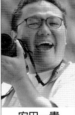

安田一貴
（やすた かずき）

- 2009年　横浜リハビリテーション専門学校理学療法学科卒業
- 2009～11年　日本大学医学部附属板橋病院
- 2011～14年　国際協力機構（JICA）青年海外協力隊　ウズベキスタン共和国血液学小児病院
- 2015～16年　神奈川県立こども医療センター
- 2016～21年　国立成育医療研究センター病院
- 2017年～　笑顔の向こうに繋がる未来プロジェクトPLAY&PHOTO Studio設立
- 2021年～　遊びリパークリノアたまプラ　開所　放課後等デイサービス・児童発達支援

前付 3

Contents

神経発達症のリハビリテーション診療
―子どもから成人まで―

編集／昭和大学准教授　橋本圭司

神経発達症のサインと判定法　　　　　　　　　　橋本　圭司　　*1*

神経発達症の診療に当たる際には，①どこまでが生まれつきの特性であり，②どこからが環境を含めた後天的要因によるものか，のイメージを持つことが重要である.

乳幼児期の理学療法　　　　　　　　　　　　　　井上　彩　　*7*

理学療法士による早産・低出生体重児への発達支援は，独歩獲得を機に終了することが多く，DCD 児をはじめとした神経発達症児への支援は今後拡大が期待される分野である.

乳幼児の作業療法
―気づき，評価から家族への対応，他機関との連携―　　木村古州美　　*16*

子どもの成長・発達を捉える際に，感覚が統合されていく過程を追加する事で，神経発達症の子ども達の理解，支援の幅が広がる. 作業療法の実際で「多動」に対するアプローチを幾つか示したように，まずは評価ありきであること. 子どもの支援と同等に，保護者への子育て支援は重要な位置を占める.

乳幼児期の言語聴覚療法（地域医療・福祉での実際）　　村田　百子　　*23*

地域の発達センターで働く言語聴覚士が，実際に行っている言語評価・訓練・保護者支援の内容と，小児臨床に携わるうえで大切にしていることをご紹介する.

発達評価の実際　　　　　　　　　　　　　　　　青木　瑛佳　　*30*

発達評価はクライエントの「強み」と「課題」の両方を明確化するものである. また発達検査の得点を解釈する際は，検査時の行動など様々な要因を考慮に入れるべきである.

Monthly Book

MEDICAL REHABILITATION No.307/2024.11 目次

編集主幹／宮野佐年　水間正澄　小林一成

地域で行われている
ペアレンティング・プログラムの実際　　　　　坂本　彩菜　**37**

ペアレンティング・プログラムが地域で必要とされている理由や実際の取り組み，その1つであるTriple Pによる実際の支援について紹介する．

読み書き障害の子どもへの支援の実際　　　　　玉井　智ほか　**45**

読み書き障害の子どもの支援に当たる際には，①どのような認知特性の結果として読み書き障害が生じてきるのかについて把握すること，②読み書きスキルのうち，流暢性と正確性，易疲労性の3つの評価を行い，明らかな困難さを認めた場合，教育現場への情報提供を行い，合理的配慮について理解を求めることが重要である．

地域リハビリテーション活動　　　　　　　　　安田　一貴　**52**

地域で生活する重度の肢体不自由や神経発達症や医療的ケアのある子どもに対して，遊びと写真とリハビリテーションの知識と経験を活かした実践活動を紹介する．

就労支援　　　　　　　　　　　　　　　　　　扇　浩幸　**60**

神経発達症者に対する就労支援の社会的背景を踏まえ，就労移行支援の実際について筆者の経験をもとに解説し，今後の展望についてまとめた．

❖キーワードインデックス　前付2
❖ライターズファイル　前付3
❖ピンボード　69
❖既刊一覧　73
❖次号予告　74

前付 5

読んでいただきたい文献紹介

　今回の特集は，神経発達症の子どもや大人を地域で支えるために，各分野の専門医家に，その支援の実際をご執筆いただきました．高度に専門化された病院や診療所を受診する前に，支援者が参考にしていただきたい書籍をいくつか紹介させていただきます．

1) 橋本圭司，青木瑛佳，神経発達症/発達障害のサインと判定法，三輪書店，2019.
　　主要な神経発達症（ADHD，ASD，SLD，DCD）を抱える児童の年齢別の特徴と判定方法が詳しく述べられている専門書です．神経発達症の理解のための入門書としての活用をおすすめします．

2) Squires J, et al,（橋本圭司ほか監訳），ASQ-3 乳幼児発達検査スクリーニング質問紙：日本語版，医学書院，2021.
　　いつでもどこでも親や養育者らが質問に回答することで，子どもの発達をはかれる検査を書籍化したもの．エコチル調査によって設定された日本における基準値をもとに，10月齢分の質問紙によって0〜5歳児の発達の遅れの有無を確認できます．

3) 辻井正次監，明翫光宜編，発達障害児者支援とアセスメントのガイドライン，金子書房，2014.
　　経験豊富な臨床家が，日本国内で使用可能で，かつ世界で使用されているグローバルスタンダードな発達障害の発見・診断・支援計画に必要なアセスメントツールの特徴と活用法を，医療・心理・教育・福祉領域の支援者を対象に，平易にわかりやすく解説した良書です．

（橋本圭司）

特集／神経発達症のリハビリテーション診療
―子どもから成人まで―

神経発達症のサインと判定法

橋本圭司*

Abstract 自閉スペクトラム症，注意欠如・多動症，限局性学習症，発達性協調運動症などの神経発達症（発達障害）は，児童精神医学および発達医学の分野においてのみならず，近年はリハビリテーション医学の分野でも出くわす場面が増えている．一方で「発達障害」とは，診断用語というよりは，リハビリテーションを進めるに当たって，理解と配慮が必要な一連の状態を示す包括的概念と捉えた方がわかりやすい．3歳から5歳までに見られる発達障害のサインとして，全般的発達の遅れ，運動発達の遅れ，感覚過敏／感覚鈍麻，コミュニケーションの苦手さ，活動的過ぎる／おとなし過ぎる，注意力の欠如，社会的交流の難しさ，同じ行動を繰り返す／こだわり，気分の変動が大きい，睡眠に問題がある，食事の問題がある，発作がある（視線が固定したり意識を消失したり），などがある．

Key words 神経発達症（発達障害）(neurodevelopmental disorders), ESSENCE；early symptomatic syndromes eliciting neurodevelopmental clinical examinations, 日本語版ASQ®-3(Ages & Stages Questionnaires®, 3rd Edition in Japanese)

はじめに

発達障害者支援法や障害者自立支援法などの法体系の整備により，従来の法制度の中では十分な支援がなされてこなかった自閉スペクトラム症（autism spectrum disorder；ASD），注意欠如・多動症（attention deficit hyperactivity disorder；ADHD），限局性学習症（specific learning disorder；SLD）などの発達障害（神経発達症）を有する人々の支援の体制も整いつつある．図1に神経発達症の概念を示した[1]．これらは本来，生まれつき持ち合わせた「特性」であり，多くの場合，幼少期に何らかのサイン（徴候）を示すことが多い．そして，これらのサインが気づかれず放置されたままだと，様々な神経発達症や精神医学的問題につながっていく可能性があり，言い換えれば，それらの問題を発達の早期に確認することができる重要な前兆と考えられる．本稿では，リハビリテーション診療において活用ができそうな，神経発達症のサインと判定法について紹介する．

ESSENCE（幼児期に見られる神経発達的診察につなげるべき早期徴候）

Christopher Gillberg博士は，2010年にESSENCE（early symptomatic syndromes eliciting neurodevelopmental clinical examinations）という概念[2]を提唱した．ESSENCEは，診断名ではなく神経発達症のある子どもたちの早期（幼少時期）の状態を表す包括的名称である．ESSENCEは，もし気づかれず放置されたままだと，様々な発達障害や精神医学的問題につながっていく可能性があり，言い換えれば，それらの問題を発達の早期に確認することができる重要な前兆と考えられる．現れる徴候は，1つだけでなく複数の徴候が重な

---

* Keiji HASHIMOTO，〒227-8518 神奈川県横浜市青葉区藤が丘2-1-1 昭和大学藤が丘リハビリテーション病院，准教授／医療法人社団圭仁会はしもとクリニック経堂，理事長

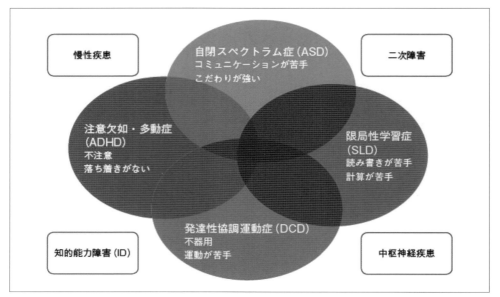

図 1. 神経発達症の概念

（文献 1 より引用）

り合ったり併存したりしていると考えられている.
　ESSENCE と判断する基準は，以下の通りである.
・1つ，あるいは複数の症状が主に幼少期に始まる.
・6か月以上にわたって続く，もしくはきわめて唐突に起こる.
① 発達全般：遅れている，もしくは非常に凸凹のある発達である.
② 運動発達：粗大運動あるいは微細運動の遅れがある.
③ 感覚／知覚：感覚刺激に対して敏感あるいは鈍感である.
④ コミュニケーション／言語：言葉の遅れ，身振りで要求ができない，など.
⑤ 活動／衝動性：活動的すぎる，あるいは受身的すぎる，衝動性が高い，など.
⑥ 注意：不注意，聞いていない，聞こえていない，気が散りやすい，など.
⑦ 社会的交流：大人や他の子ども，遊びに関心がほとんどない，無反応，など.
⑧ 行動：同じ行動を繰り返すことがある，日課や決まった手順にこだわる，など.
⑨ 気分：気分の変動が大きい，急に泣く・怒る，かんしゃくが激しい，など.
⑩ 睡眠：睡眠時間が短い，入眠までに時間がかかる，夜中に何度も起きる，など.
⑪ 食事：極端な好き嫌い，食べることに興味がないように見える，偏食，など.
⑫ 発作：奇妙な動きや姿勢，視線が固定して動かなくなる，突然数秒間意識がなくなる，など.

　ESSENCE の徴候がある子どもたちを捉える有効なツールとして，ESSENCE-Q という質問紙がある．畠中ら[3]が翻訳した ESSENCE-Q-REV を図 2 に示した．それぞれの質問項目について，「はい」「たぶん／すこし」「いいえ」のいずれかで回答する．12 項目のうち，6か月以上にわたって続く大きな問題が 1 つでもあれば ESSENCE の徴候があると考えられている．

発達のスクリーニング

日本語版 Ages & Stages Questionnaires®, 3rd Edition (J-ASQ®-3) は，環境省の実施する「子どもの健康と環境に関する全国調査（エコチル調査）」のパイロット調査に参加した約 400 名の乳幼

ESSENCE-Q-REV (Gillberg C 2012)
畠中雄平訳

| お子さんの名前： | |

| 年齢： | | 記入した人： | |
| 性別： | | 記入した日付： | |

以下の項目を読んで、当てはまるものを□の中に記入してください。
- Y = はい
- M/AL = たぶん/すこし
- N = いいえ

お子さんについて、下記の項目の中で、あなた、あるいはあなた以外の人（それは誰ですか？　　　　）が **２～３ヶ月以上にわたって何か気になった(気になっている)** ことがありますか？

1. 発達全般 □
2. 運動発達 □
3. 感覚反応（例えば、触れられること、音、光、におい、味、熱い、冷たい、痛み）□
4. コミュニケーション、言葉、喃語 □
5. 活動（活発すぎる／受け身的すぎる）や衝動性 □
6. 注意、集中、「聞くこと」（聞いていないように見える）□
7. 社会的な交流、他の子どもへの興味 □
8. 行動（反復的である、日課や決まった手順ややり方にこだわる、など）□
9. 気分（落ち込む、はしゃぎすぎる、ちょっとしたことでいらいらしやすい、急に泣き出す）□
10. 睡眠 □
11. 食べ物の好き嫌いや食事の仕方 □
12. 発作（奇妙な動きや姿勢、視線が固定して動かなくなる、突然数秒間意識がなくなる、など）□

"はい" "たぶん/すこし" がある場合には、それについて詳しく書いてください。：

図 2. ESSENCE-Q-REV

（文献 3 より引用）

表 1. J-ASQ®-3 の 18 か月質問紙の粗大運動項目

b. 粗大運動	はい	時々	いいえ
1. 身をかがめたり，しゃがんだりして床に落ちている物を拾い，支えなしで立ち上がりますか.	☐	☐	☐
2. ひざと手をついてのハイハイよりも，歩いて動き回りますか.	☐	☐	☐
3. あまり転ばずに，上手に歩きますか.	☐	☐	☐
4. 欲しいものをとるために，いすなどによじ登りますか.（例えば，棚の上のおもちゃをとるためや台所であなたの手伝いをするために）	☐	☐	☐
5. 片手を持ってあげると，階段を歩いて下りますか. 手すりや壁を伝ってもかまいません.（お店や遊び場，自宅などで観察してください）	☐	☐	☐
6. 大きなボールで，けり方を教えると，足を前に振り出す，あるいは，ボールに向かって歩いていってボールをけろうとしますか.（すでにボールをける場合は，「はい」と答えてください）	☐	☐	☐

（文献 5 より転載）

表 2. J-ASQ®-3 の 18 か月質問紙のスコア表

領域	カットオフ値	合計点	0	5	10	15	20	25	30	35	40	45	50	55	60
a. コミュニケーション	5.82		●	●	●	○	○	○	○	○	○	○	○	○	○
b. 粗大運動	37.59		●	●	●	●	●	●	●	●	○	○	○	○	○
c. 微細運動	26.76		●	●	●	●	●	○	○	○	○	○	○	○	○
d. 問題解決	15.93		●	●	●	●	○	○	○	○	○	○	○	○	○
e. 個人・社会	24.57		●	●	●	●	●	○	○	○	○	○	○	○	○

（文献 5 より転載）

児のデータから，0〜5 歳の 10 種類の J-ASQ®-3 質問紙の結果をまとめ，日本における基準値が設定された．また，その結果を用い，国立研究開発法人国立成育医療研究センターと東京・世田谷区内のクリニックを受診した乳幼児とその両親の協力のもと，J-ASQ®-3 が発達遅滞の子どもをスクリーニングするために一定の信頼がおける質問紙であることを検証済みである[4]．

J-ASQ®-3 の質問紙[5]は，いつも一緒に過ごしている保護者や養育者が記入することが原則で，5 つの領域（コミュニケーション，粗大運動，微細運動，問題解決，個人・社会）ごとに 6 つずつの質問があり，合計 30 問である．すべての質問を回答するためには 10〜15 分を要する．**表 1** に J-ASQ®-3 の 18 か月の粗大運動の質問紙の実物を示した．各質問について「はい」「時々」「いいえ」のいずれかで回答し，「はい」10 点，「時々」5 点，「いいえ」0 点と採点される．それぞれの領域の合計点を求め，その得点から各領域の発達状況を「カットオフ値

より上（発達は順調）」「カットオフ値に近い（観察を要する）」「カットオフ値より下（専門家による詳細な評価を要する）」の 3 段階で判定する．結果用紙を確認した後に，カットオフ値が示された棒グラフのスコア表を用いて，各領域の発達状況を評価する（**表 2**）．米国では，地域の療育プログラムや福祉サービス，教育・保育施設，病院や診療所などで幅広く ASQ®-3 が用いられている．日本においては，母子保健法に基づいて行われる乳幼児健康診査が重要な役割を果たしており，その際に使用できる有用なスクリーニングやモニタリング補助ツール，保育園や幼稚園での定期面談時の参考資料，病院における小児科入院時評価，診療所における定期発達チェック，児童相談所における相談対応の基礎資料などとして J-ASQ®-3 の活用が期待される．

神経発達診療の進め方

神経発達症のサインが疑われたら，リハビリ

表 3. 国内でよく用いられている発達検査や知能検査

検査名	適用年齢	所要時間	測定領域	評価	使用範囲
新版 K 式発達検査	0 歳～成人まで	30 分	全領域, 姿勢・運動, 認知・適応, 言語・社会	発達年齢 発達指数	国内
田中ビネー知能検査 V	2 歳～成人	60～90 分	言語, 動作, 記憶, 数量, 知覚, 推理, 構成	精神年齢 知能指数	国内
KABC-Ⅱ	2 歳 6 か月～ 18 歳 11 か月	25～120 分	学習, 継次, 同時, 計画, 語彙, 算数, 読みと書き	認知指標 習得指標	国際的
ウェクスラー式知能検査 (WISC-V)	5～16 歳	45 分～	全検査 IQ, 言語理解, 視空間, 流動性推理, ワーキングメモリー, 処理速度	知能指数 指標得点	国際的

表 4. 発達検査・知能検査のメリット・デメリット

	メリット	デメリット
新版 K 式発達検査	・0 歳から実施可能である. ・遊びを通した自然な関わりの中で評価できる. ・日本の文化に合っている.	・検査項目の実施順序が定められていない. ・正確に実施するためには, 検査者に専門的な訓練が求められる.
田中ビネー知能検査 V	・運動の評価がないため, 純粋に知能を評価できる. ・WISC を実施できなかった児の受け皿となりうる. ・課題が年齢別となっているため, 児にとっての次の課題がみえる(フィードバックしやすい).	・結果が MA(精神年齢)と IQ(知能指数)のみである. ・数値結果から児の得意・不得意がみえないため, 知的側面による比較が難しい. ・能力に偏りがあると, 特定の種類の問題のみ合格し続けるため, 長時間の検査になりやすい.
K-ABC-Ⅱ	・WISC に次いでよく使われている. ・多くの専門職の間で結果を共有しやすい. ・経過観察を行ううえで, 結果の変化を解釈しやすい. ・認知能力と学習の習得度を, 直接比較できる.	・一定以上の指示理解力がないと, 知能が正しく測定できない. ・検査時間が長い ・実施には専門的なトレーニングを要する.
ウェクスラー式知能検査 (WSIC-V)	・多くの専門職の間で結果を共有しやすい. ・経過観察を行ううえで, 結果の変化を解釈しやすい.	・一定以上の指示理解力がないと, 知能が正しく測定できない. ・検査時間が長い ・実施には専門的なトレーニングを要する.

(文献 1 より改変)

テーションに関わる専門職としては, その見立てが正しいかどうか客観的な指標を提示し, 参考にする必要がある. 神経発達症の診断までせずとも, 発達検査や知能検査を用いて, 発達遅滞や知的能力障害の有無の確認などを行う. 日本でよく用いられている発達検査や知能検査の一覧を**表 3**に, そして, 各検査のメリット・デメリットについて**表 4**に示した.

5 歳未満の乳幼児の場合, 新版 K 式発達検査を行うことが多い. 5 歳以上では, ウェクスラー式知能検査を実施することが多いが, ウェクスラー式知能検査を実施することが難しそうな児においては, 田中ビネー知能検査を実施する. そして読み書きや計算に問題がある児では, KABC-Ⅱを実施し, 認知能力と学習の習得度の比較から, 限局性学習症の有無について検討することが望まれる.

まとめ

ASD や ADHD などの神経発達症は単独で存在することは稀で，ほとんどのケースで他の障害，症状が併存していると言われている．神経発達的診察につなげるべき早期徴候(ESSENCE)の視点を持っておくことで，見逃しを防ぐことができる．診断名が付いてから支援するのではなく，診断には至らずとも，児が示す様々なサイン(徴候)やその原因について思いを巡らせ，ライフステージに沿って当事者や家族との「つながり」を継続することが重要である．

文　献

1) 橋本圭司，青木瑛佳：神経発達症／発達障害のサインと判定法，三輪書店，2019.
   Summary 神経発達症に関わる支援者がおさえておくべきポイントとは？　支援者は何を評価し，どのように支援を組み立てたらよいのかなどについて解説している.

2) Gillberg C：The ESSENCE in child psychiatry：early symptomatic syndromes eliciting neurodevelopmental clinical examinations. *Res Dev Disabil*, 31：1543-1551, 2010.

3) Gillberg Neuropsychiatry Centre, University of Gothenburg HP.
   〔https://www.gu.se/sites/default/files/2020-04/essence-q-rev-japansk_1.pdf〕

4) Mezawa H, et al：Psychometric profile of the Ages and Stages Questionnaires, Japanese translation. *Pediatr Int*, 61：1086-1095, 2019.
   Summary エコチル調査パイロット調査に参加した約400人の結果をまとめ，日本における基準値を設定し，10種類のJ-ASQ®-3質問紙の信頼性と妥当性を検証した論文である.

5) Squires J, et al,（橋本圭司ほか監訳）：ASQ-3乳幼児発達検査スクリーニング質問紙：日本語版，医学書院，2021.

特集／神経発達症のリハビリテーション診療
―子どもから成人まで―

乳幼児期の理学療法

井上　彩*

Abstract 現在の日本において，神経発達症に対する理学療法士の関与はまだ新しい分野である．しかし，発症リスクの1つである早産・低出生体重児に対する乳児期の発達支援に関わる際に，DCDをはじめとした神経発達症の症状に関連すると考えられる，感覚や運動の特異性を経験することがある．ハイリスク児であっても，独歩獲得を機に専門職による支援が終了し，日常生活や集団場面で困難感が生じた段階で神経発達症の診断と支援再開に至ることが多い．しかし，早い段階から周囲の理解や支援を受けることで二次障害の予防も期待できるため，適切な時期に適切な支援が受けられる体制が望まれる．理学療法士もその専門性を活かし，神経発達症に対する理解や支援が広がるような教育や学習の機会，積極的な発信を行っていきたい．

Key words 早産・低出生体重児(preterm and low birth weight baby)，発達性協調運動症(developmental coordination disorder)，親子相互作用(parent-infant interaction)，早期介入(early intervention)

はじめに

神経発達症はICD-11やDSM-5で採用されている用語であるが，現在の日本ではまだ馴染みは浅く，一般的には発達障害という名称で法律上でも使用されている．各症状の名称や分類の変遷もあり[1]，医療および教育関係者に至っても，最新の情報や正しい理解，共通の認識が難しい症候群の1つではないだろうか．特に理学療法士にとっては，すぐ隣の作業療法室や言語療法室にその診断を受けている子どもたちがいる，と認識してはいるものの，実際に彼らに理学療法を行う機会はそれほど多くはないというのが現状である．長年，小児リハビリテーション分野における理学療法士の役割は，主に先天性または生後早期に発症した脳血管疾患や，染色体異常などに起因する運動発達遅滞に対する姿勢・運動の獲得や維持，成長に伴う二次障害の予防，重症心身障害児に対しての呼吸理学療法といったものであった．その中で，神経発達症への理学療法は比較的新しい分野であり，多くの理学療法士にとっては養成校や臨床実習で具体的に学んだ機会も少ないと考えられる．

一方で，神経発達症の発症リスクの1つである早産(在胎37週未満)・低出生体重児(出生時体重2,500g未満)[2]の乳児期の発達支援には理学療法士が関わることが多く，その経過において感覚・情緒面も含めた行動特性を認めることが少なくない．また近年は発達性協調運動症(developmental coordination disorder；DCD)の認知度も上がってきており，他職種とともに理学療法士が神経発達症児にアプローチを行う機会や，その必要性の認識も高まってきている[3]．

本稿では，理学療法士による早産・低出生体重

---

* Aya INOUE，〒107-0052　東京都港区赤坂4-7-15　赤坂丹後ビル1・2F　赤ちゃんのあたまのかたちクリニック／子どものからだとことば発達支援いろどり

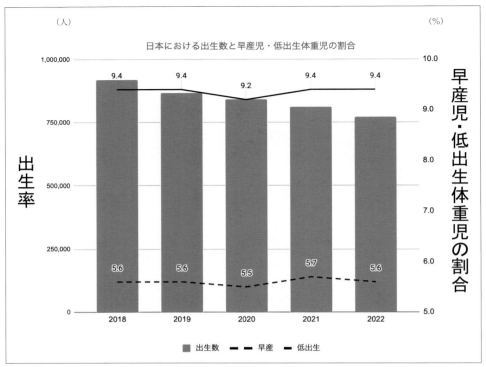

図 1. 日本の出生数と早産児・低出生体重児の割合
（文献 4 より作成）

児および DCD 児への関わりの現状を，筆者の経験と私見を交えて述べる．

早産・低出生体重児と神経発達症

1．早産・低出生体重児の発達予後

我が国の周産期死亡率の低さは世界でもトップクラスを誇り，「後遺症なき生存」は周産期医療の目標の 1 つである[4]が，減少する出生数に対する早産・低出生体重児の割合は概ね一定である[5]（**図 1**）．その長期的かつ詳細な発達予後については，新生児臨床研究ネットワーク（Neonatal Research Network Japan；NRNJ）によるデータベース化や，ハイリスク児フォローアップ研究会によるフォローアップ健診などにより，今後明らかになってくると考えられる[6]．なお，同研究会では早産・低出生体重児（特に極低出生体重児；出生時体重 1,500 g 未満）を「発育・発達に障害のリスクがあり継続的な観察・支援が必要な児」としてその対象としている[7]．近年，神経発達症の診断を受ける子どもが増加している背景には概念の普及や拡大が挙げられるが，なかでも早産・低出生体重児がその診断を受ける割合は，正常に出生した児と比較すると高いと言われている[4]．在胎週数や出生時体重だけでなく，合併症や各器官の成熟度，治療や処置の種類や程度，新生児集中治療室（Neonatal Intensive Care Unit；NICU）環境や家庭環境，遺伝など，児の発達に影響を与える可能性のある要因は数多く指摘されており，現在様々な視点での調査や研究が進められているところである[8]．

2．NICU での発達支援

急性期における生命維持を優先した侵襲的な治療や処置をはじめ，過酷な胎外環境によるストレスが児の発達に悪影響をもたらす危険性がある，とのことから NICU にてディベロップメンタルケア（Developmental Care；DC）に取り組んでいる

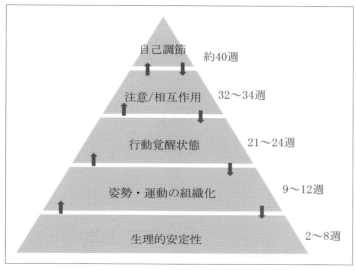

図 2. 新生児の行動系のサブシステム
（文献 10 を元に作成）

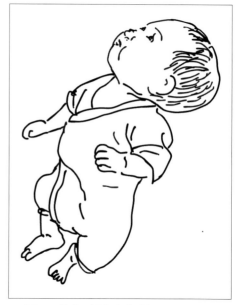

図 3. 早産・低出生体重児にみられる特徴的な姿勢

施設が増えている[9]．DCは医師や看護師に加えて，家族や児に関わる多職種が連携して，ケアや環境の調整，親子相互作用の促進，退院後も含めた発達支援を目的に行われる．その実践にあたっては，「光や音の刺激や痛みなどのストレスから児の未熟な脳を保護する」という共通認識を持つ必要があり，Alsの共作用理論(synactive theory)に基づいた行動観察が用いられる[10]（図2）．

そこで理学療法士は，児の様子や修正週数を考慮して適切な刺激を調整し，児自身の発達する力と親子関係構築を支える役割を担う．この時期の早産・低出生体重児のstateは不安定で，容易に生理／自律神経系への影響が生じることも多いため，ブラゼルトンの新生児行動評価(Neonatal Behavioral Assessment Scale；NBAS)に基づいた相互作用を用いた関わりが有用である[11]．例えば，呼吸の不整やチアノーゼなど，「不安定・非組織化」の反応や行動に対し，ホールディングやポジショニングといった適切な刺激や関わり方の援助を行うことで「安定・組織化」した状態へ移行し，さらには自己調整を行う余地も与えるといった一連の流れの中に，親子の相互作用が促されるような機会を与える．しかし，理学療法開始にあたり主治医から「早産・低出生による発達遅滞や障害のリスク」が伝えられることも多いため，過大な期待とやる気を持って同席する保護者もいる一方，出生直後から親子が離れて生活することによる愛着形成の未熟さがある可能性にも考慮する．我が子に触れることへの恐怖や，将来への不安により来院頻度が低下してしまう場合もあり，具体的な関わり方や成功体験を援助する際にも，家族の状況に合わせた適切な対応が求められる．

3. 早産・低出生体重児の発達の特徴と理学療法士の役割

早産・低出生体重児の小さな身体に対する大きな頭部は，長期臥床により変形していることも多く，一方へ回旋した状態での後屈運動に伴って視線も上方へ誘導されやすい．加えて筋緊張や筋力低下により抗重力運動も乏しく，肩甲帯は後退し，体幹や下肢も伸展傾向となる（図3）．よって，頭部コントロールや正中位指向，手と目の協応，自身の身体の探索や認識など，その後の発達の基

盤となる感覚・運動経験の量的および質的な乏しさへとつながりやすい．さらに自己鎮静コントロールも未熟であり，抱っこや座位で落ち着くことから臥位での上肢支持経験が乏しいまま頚定し，腹臥位や座位では大きな頭部は後屈位をとるため，手もとを見て遊ぶ経験も得られにくいといった傾向がある．理学療法では，そういった感覚・運動経験を補いながら発達を支援し，外来移行後も修正月齢に応じた経過の確認とアドバイスを行う．

乳児期において，生理的な欲求や調整，コミュニケーションや感覚面での特性があると，感覚や運動発達にも偏りや拒否がみられ，特異的な行動やこだわり，情緒面や睡眠リズムなどの不安定さから親がすでに疲弊していることもある．しかし，この時期で何らかの診断に至ることはなく，一時的または今後軽減や修正され得るものとして経過観察となることが多く，サポートや周囲の理解が得られにくい．また近年のインターネットやソーシャル・ネットワーキング・サービス(social networking service；SNS)の普及により，専門的な情報を得られやすくなった反面，その内容や受け取り方が不適切である場合には，過剰な不安を抱く家族もいる．NICU を経由した児が愛着形成不足や特性による育てにくさから虐待に至りやすいといった報告もされており[12]，ここでは発達状況だけでなく養育状況の把握も重要である．

明らかな神経学的異常のない早産・低出生体重児は，やや特異的な経過をたどりながらも粗大運動は概ね獲得する．そして，修正 1 歳半頃の独歩獲得を機に理学療法が終了となり，そこで専門職による支援が途切れることが多い．その理由としては，特に大きな問題がないことやマンパワー不足，支援の必要性が認識されていないことなどである．しかし，ハイリスク児への発達支援という観点でいえば，ここで他職種を含めた評価や支援の継続が望ましいと筆者は考えている．チェックシートや質問紙などでのスクリーニングでは，記入時期や記入者によりその必要性が把握しにく

い[13]といった問題もあるため，専門職が観察することで支援の必要性の有無や，本人が苦手としている具体的な部分についても明らかとなり，適切な時期の適切な支援へとつながるのではないだろうか．

DCD と理学療法

DCD は「協調運動技能の獲得や遂行が，その人の生活年齢や技能の学習及び使用の機会に応じて期待されるものより明らかに劣っている状態」(DSM-5)で，いわゆる「不器用」「運動が苦手な子」として認識されていることが多い．

1．DCD における理学療法

DCD は神経発達症の他の疾患と併記されることも多く[14]（図4），「食具をうまく使えない」「文字が枠内に収まらない」といった日常生活や学習場面での問題を抱えている児は作業療法や言語療法の対象となる．実際は粗大運動や姿勢とも関連しているが，理学療法士の介入については施設の形態やセラピストの専門性に左右されるところが大きいというのが現状である．しかし，米国では理学療法士協会によるガイドラインに基づき，リスクのある児を含めた DCD 児への理学療法介入が推奨されている[15]．日本においては，その評価基準や介入が広まってきている段階[16]であり，各職種の専門性を活かした支援体制の構築が今後進められていくだろう．また，早産・低出生体重児も幼児期以降に DCD と診断される割合が高く，その乳児期の発達過程においても「遅れ」だけではない以下のような特徴的なパターンを呈することから，早期の理学療法介入の必要性についても，認識の拡大が期待される．

- 腹臥位の拒否が強い，すぐに座位に変換してしまう
- 左右への重心移動が乏しく，ずり這いや四つ這い時の交互性に乏しい
- 四つ這い位での過剰な下肢屈曲・外転（上肢支持不足）
- 四つ這い実施期間が短い

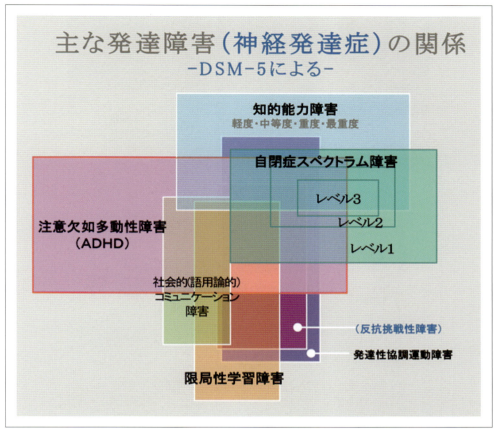

図 4. 主な神経発達症の関係

(文献 14 より転載)

- 奥行きや高さなどの把握が苦手で、台などの昇降や下をくぐることが苦手
- 上肢使用のバリエーションに乏しく、麻痺はないが左右の偏りが目立つ
- つま先立ちや、立位時の強い足趾屈曲

2. DCD 児に対する理学療法士の役割

DCD の症状は多岐にわたり、年齢や所属する集団により「困り感」や診断の必要性も異なる。単に「運動が苦手」「不器用」なだけと思われていることも多く、未診断の時期や軽度であればなおさら周囲の理解も得られにくい。そのため不適切な指導や、本人の成功体験を積み重ねることが困難な状況を招き、自己肯定感低下や不登校など二次障害へつながることもある。理学療法士はその専門性から、姿勢や粗大運動に関する支援を行う[17](図5)が、他職種と連携することはもちろん、日常生活や所属先で具体的な支援を行う家族や教育者の理解を促す働きかけも重要な役割である。

現在、日本では標準化されたアセスメントツールがないため(2024 年 5 月現在)、質問紙やチェックリストなどを用いて児の特性を明らかにし、支援の必要性や具体的な方法について本人や家族、所属先と共有していく。なかでも「本人が困っていること」「家族や所属先で気になっていること」は具体的に聴取し、実際の支援についても可能な限り具体的に示すことが重要である。ぎこちなさが生じている要因には認知面や感覚面が大きく関与しているということを理解し、適切な指導はもちろん、環境や課題の調整を行うなどの合理的配慮についても支援者とともに確認する。

3. DCD 児に対する支援

DCD 児に対する支援としては、医療機関での医師の指示による理学療法以外に、保育・教育機関への巡回指導や、児童発達支援および放課後等

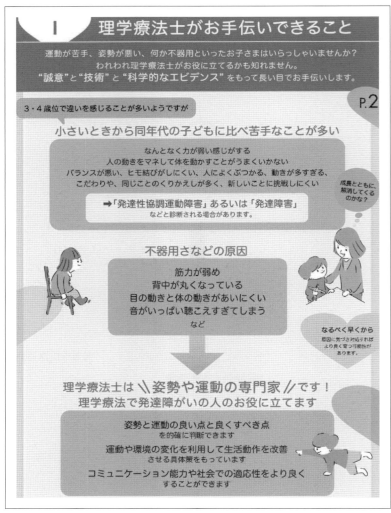

図 5. 日本理学療法協会配布パンフレット
（文献 17 より一部抜粋）

デイサービスでの療育がある．たとえば，神経発達症児（診断の有無は自治体により異なる）を対象とした児童発達支援および放課後等デイサービスにおいては，個別支援計画に基づいた運動療育が展開されている施設もあり，理学療法士が在籍している場合にはより専門的な支援が可能である．視覚的にわかりやすく，ゲーム感覚で行えるデジタル機器を導入することで，身体を動かすことの楽しさや達成感も得られ，遊具を利用したプログラムにおいても複数人で取り組む内容であれば，コミュニケーションなど社会性の向上も期待できるとされている．

神経発達症に対する支援の現状と今後

神経発達症児が呈する症状は，発達段階での感覚処理の問題の1つであることがわかってきているが，その問題が顕在化して家庭内や社会生活を送る際の不都合が生じてから診断や支援が行われるのが一般的である．しかし，感覚面での問題は周囲からは理解されにくいだけでなく，年齢やその程度により診断がつかない場合には支援を受けられないこともある．二次障害の発症につながる可能性のある不適切な指導や叱責，いじめなどを防ぐためにも，より早期からの介入体制を整える

必要があるが，実際に支援する各職種の教育や連携システムは整っているとは言い難い．現在推進されているインクルーシブ教育や多様性の理解，合理的配慮，共生社会の本質的な実現に向けては，診断の有無にかかわらず各専門職による支援が必要であり，理学療法士もその一員である．しかし，医療者や教育者が過去に受けてきた教育や，社会で経験してきたものとは異なる現代の社会背景においては手探りの部分が大きく，在籍する支援者の職種により，担う役割が異なってくるだろう．

　神経発達症児への支援においては，正しい知識と理解のもと，各職種の専門性の周知も相互に必要である．日常の大半を過ごす家庭や保育・教育施設などでの困りごとについて，例えば理学療法士は姿勢や運動に問題がある場合にその専門性を発揮する．具体的な関わり方のポイントや環境調整だけでなく，子どもが楽しみながら取り組める遊びやゲームの提案により，その問題の改善を期待することができる．しかし，実際にはそういった専門性の周知や対応可能な理学療法士の存在がまだ不十分であると感じている．同様に理学療法士も他職種の専門性についての認識を深めることで支援の幅が広がる可能性もあり，今後支援の機会が増えてくる分野であることから，実践現場からの積極的な発信も求められる．

　また，理学療法士が日常的に関わる肢体不自由児や重症心身障害児を理解するうえでも，神経発達症についての知識や理解は必要であり，教育や学習の機会が広まっていくことも期待したい．

おわりに

　乳幼児期の発達支援について，神経発達症のなかでも理学療法士が関わる可能性の高い，早産・低出生体重児やDCD児を例に述べた．今回のテーマである「神経発達症」の発症メカニズムは未知の部分も多く，理学療法士の関わりについてもまだ広く認識されていない段階である．医療・福祉に限らず保育・教育などの各職種と連携し，神経発達症児への支援の一助を担うことができる職種として，理学療法士の専門性が広く認知されることを望む．

文　献

1) 森野百合子：ICD-11における神経発達症群の診断について．精神経誌，**123**：214-220，2021．
2) 平澤恭子：小児科領域における発達の諸問題．日衛誌，**73**：46-50，2018．
　Summary　超低出生体重児における神経発達症の発症率は高く，長期的な追跡と支援が必要である．
3) 信迫悟志：発達障害に対する理学療法の可能性—発達性協調運動障害を通じて—．理学療法学Supplement，48（Suppl. 1）（第55回日本理学療法学術大会抄録集），2020．
　Summary　DCDの理解と適切な指導，二次障害を防ぐためにも理学療法士の介入が必要である．
4) 米田徳子：早産児の後遺症なき生存を目指して．日周産期新生児誌，**57**：581-585，2022．
　Summary　周産期の救命率は高いが，早産児の発達予後に課題があり，早産予防の研究も進められている．
5) 厚生労働省：人口動態統計（令和4年）．
6) 特定NPO法人新生児臨床研究ネットワーク．〔http://nponrn.umin.jp/〕（参照 2024.05.19）
7) ハイリスク児フォローアップ研究会．〔https://highrisk-followup.jp/〕（参照 2024.05.19）
8) 明和政子：周産期からの発達研究の意義．発達心理学研究，**28**：195-201，2017．
9) 日本ディベロップメンタルケア研究会．〔https://japan-dcra.jp/〕（参照 2024.05.19）
10) 藤本智久ほか：新生児のリハビリテーション．姫路赤十字病院誌，**37**：22-33，2013．
11) 大城昌平ほか：発達障害のリスクを持つ乳児と母親に対するブラゼルトン新生児行動評価を用いた早期介入．理学療法学，**32**：326-332，2005．
12) 龜山千里，岡山久代：NICU入院児における児童虐待のリスク要因の分析　—退院後の虐待の有無と「児童虐待アセスメント・ツール」との関連—．日周産期新生児誌，**56**：410-416，2020．
13) 秋山千枝子ほか：発達障害児の状態に対する保護者と教師の認識のズレに関する検討．脳と発達，**40**：284-288，2008．
14) 一般社団法人日本小児神経学会．

〔https://www.childneuro.jp/〕(参照 2024.05.19)

15) Dannemiller L, et al：Physical therapy management of children with developmental coordination disorder：An evidence-based clinical practice guideline from the academy of pediatric physical therapy of the American physical therapy association. *Pediatr Phys Ther*, **32**(4)：278-313, 2020.

16) 公益社団法人日本理学療法士協会：発達障がい児に関する国民向けパンフレット，2023.
〔https://www.japanpt.or.jp/activity/asset/pdf/pamphlet_compressed.pdf〕

17) 一般社団法人日本作業療法士協会：作業療法ガイドライン発達性協調運動症第1版，2022.

2023年日本骨折治療学会・
日本整形外科超音波学会
書籍販売にて**第1位**を獲得!!

好評

Web動画付

外傷×エコー
診療のすすめ

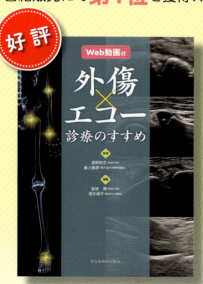

監修 渡部欣忍（帝京大学）
　　　 最上敦彦（順天堂大学静岡病院）

編集 笹原　潤（帝京大学）
　　　 酒井瑛平（新潟中央病院）

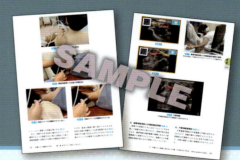

「あると便利」から「診療に必須」へ！
外傷×エコーの有用性、可能性について、
120本の動画と**豊富な図写真**で
徹底解説しました！

- 2023年7月発行　B5判　406頁
- 定価8,800円（本体8,000円＋税）

目次

第1章　まずエコーを使ってみよう！
A Step1 まず当ててみよう！
1. 運動器構成体の見えかた
2. 骨折-軟骨骨折の見えかた
3. 仮骨-骨癒合の見えかた

B Step2 実際に注射をしてみよう！
1. エコーガイド下注射のコツ①
　　―注射前セッティング―
2. エコーガイド下注射のコツ②
　　―注射中〜注射後に困ること―

第2章　現場で使える！
エコーガイド下伝達麻酔

A 上　肢
1. 総論　上肢伝達麻酔のすすめ
2. 各論
　1）頚椎神経根，頚神経叢，
　　　腕神経叢（頚椎〜鎖骨上）
　2）腕神経叢（正中・尺骨・橈骨），
　　　筋皮神経（腋窩〜上腕）
　3）上肢末梢神経（肘〜前腕）

B 下　肢
1. 総論　下肢伝達麻酔のすすめ
2. 各論
　1）大腿神経，伏在神経（鼡径〜大腿）
　2）坐骨神経，脛骨神経，総腓骨神経，
　　　伏在神経（膝窩〜足関節）
　3）下肢末梢神経

C 体　幹
1. 総論＆各論
　　傍脊椎ブロック，脊柱起立筋面ブロック，
　　腰神経叢ブロック

D 伝達麻酔時のピットフォール・トラブル回避術
1. 伝達麻酔時のピットフォール

E 小児外傷ですぐ使えるブロック
　　―薬液の知識と心構え―
1. 子どもに優しい注射のコツ

第3章　明日からの診療が変わる！
徹底解説 外傷エコー

A これだけは絶対押さえる！
エコーが活躍する外傷
1. 肩関節周囲の骨折・脱臼
2. 小児肘関節周囲の骨折・脱臼
3. 橈骨遠位端骨折
4. 大腿骨近位部骨折

B ここまで見える！　エコーが役立つ外傷
1. 上腕骨骨幹部骨折
2. 肘内障
3. 手指外傷
4. 膝外傷
5. 遠位脛腓靱帯損傷
6. 足関節三角靱帯損傷
7. アキレス腱断裂
8. Lisfranc関節損傷
9. 肋骨骨折
10. 頚椎外傷―椎骨動脈評価―

C 外傷エコー診療に活きる小ワザ集
1. 神経損傷を起こさない！　術前エコー評価①
　　―鎖骨上神経，浅腓骨神経，腓腹神経―
2. 神経損傷を起こさない！　術前エコー評価②
　　―外側大腿皮神経―
3. 絶対に残さない！　異物除去
4. 絶対に見逃さない！
　　コンパートメント症候群の圧測定
5. 明日から使える！
　　下肢DVTのエコー診断と動脈血採取
6. 明日からできる！　Wide awake surgery
7. 精密注射！　腰部麻酔
8. 精密照射！　低出力超音波パルス（LIPUS）療法に
　　おけるエコーガイド下ターゲティング
9. 一般整形外科でも知っておくべき！
　　VAFにおける腓骨動脈穿通枝の探しかた

第4章　外傷後拘縮をつくらない！
エコーガイド下運動療法
1. 手術だけで満足していませんか？
　　―エコーは医師とPTをつなぐ"共通言語"―
2. 肩関節外傷性骨折後の拘縮をつくらない運動療法
3. 膝外傷後の拘縮をつくらない運動療法
4. 足関節外傷後の拘縮をつくらない運動療法

プロローグ　なぜ今，外傷・救急現場でエコーなのか？
エピローグ　外傷エコーの現実とこれから

 全日本病院出版会　〒113-0033　東京都文京区本郷3-16-4　Tel：03-5689-5989
　　　　　　　　　　　　　　　　www.zenniti.com　　　　　　　　　　　Fax：03-5689-8030

特集／神経発達症のリハビリテーション診療
—子どもから成人まで—

乳幼児の作業療法
—気づき，評価から家族への対応，他機関との連携—

木村古州美*

Abstract 乳幼児期，保護者に子どもの特性に関する気づきが生まれ，作業療法につながるまでの流れを母子保健，医療福祉分野に沿って解説．神経発達症の子どもの評価を行う作業療法士の視点や思考過程，背景とする知識領域，介入のかたちを具体的に記載．発達分野のセラピストならではの留意事項や保護者との関係性構築の方法や工夫も開示．また評価は何を目的に行われるべきか，子ども主体の支援実現のために必要なことは何かも記載．「感覚過敏」に代表される，主観的で周囲にわかりづらい感覚統合障害の検査を紹介し，子どもの障害特性が細やかに正確に理解されることで適切な支援策を見出し，乳幼児期に構築した横の連携と積み上げた支援が就学先へと縦の連携へつながる立体的で多層の支援のかたちを示す．

Key words 作業療法(occupational therapy)，感覚統合(sensory integration)，乳幼児(infant and toddler)，評価(assessment)，神経発達症(neurodevelopmental disorders)，遊び(play therapy)，子育て支援(childcare support)

はじめに

　乳幼児期は，生まれてから小学校入学までの時期である．定型発達の場合，仰向けで泣いていた子が養育者による世話や遊びを通して基本的な生活習慣を獲得し，トイレや食事などの身の回りの動作が自分でできるようになる．そして同年代の子と遊び，喧嘩し，仲直りをするなど社会性を身に着けていく．まさに心身ともに目覚ましい成長・発達を遂げる時期である．

　神経発達症の傾向を持つ子の乳幼児期の様子を保護者に尋ねると，育てにくかったというエピソードが多く上がる．かと思えば，逆に全く手が掛からなかったというエピソードも聞く．第2子以降だと上の子とは何かが違うなど，比較による気づきにつながりやすい．しかし第1子の場合は育てにくさや違和感があっても，親は自分の子育てスキルの問題と捉えがちである．もしくは「障害」にカテゴライズされる不安が，二の足を踏ませるのかもしれない．この為，第三者の視点が入る1歳半や3歳児健診，小集団が始まる保育園や幼稚園入園後にその子の情緒やコミュニケーション，運動発達の遅れへの気づきが生まれることが多い．

　作業療法士として，神経発達症や疑いのある子ども，その保護者・養育者に対してどのようなアプローチを行うかは，場面や段階により変化する．以下に，発見から具体的な支援につなげる評価・対応の流れを記す．なお，地域により活動内容に差があることはご理解頂きたい．

発見—気づきを促す—

　母子保健の分野では保健師が気にかけている子どもや親子に向けた発達・療育相談があり作業療法士の参画も増えている．発達分野の作業療法は

* Kosumi KIMURA, 〒162-0851 東京都新宿区弁天町32-6　社会福祉法人南風会シャロームみなみ風

「遊び」が評価および治療的アプローチに使われる．この段階では保護者との会話や子どもとの遊びを通して生活の様子や子どもの特性を把握し，保護者はまだ気づいていないが子どもの感覚・認知特性によって引き起こされている生活上の困りごとを明確に言語化し共有していく．基本的なフォローは保健師が行い，作業療法士は定期的に発達状態を確認・共有して支援を続ける．

市町村の保育園の巡回相談では，言語聴覚士・心理士とともに保育園を回り，園の先生が気になっている子どもたちの様子観察や一緒に遊ぶ中で認知・運動の発達状況を把握し，保育所の先生へ環境設定や関わり方のアドバイスをする．内容は先生を通じて，園での個別対応とその目的が保護者へ伝えられる．伝える際は，保護者が子どもの潜在能力や成長を感じられるように「このようにするとできた」など，肯定的な表現が大切である．外部の専門家への相談が定着すると，先生だけでなく間接的に保護者からの相談もあり，相談・援助の関係性が構築される．

この時期の保護者は，困り感がある人もいれば，ない人もいる．自信を失っている場合もあれば，何度も同じ誤りを繰り返す子を変えようとするが，自身の子どもへの関わり方や環境を変えるという視点がなかなか持てない人もいる．子どもと保護者・養育者とのやりとりを繰り返す中で，徐々にその子の特性や困りごとが明確になると，それぞれの気づきにつながり支援の道筋が見えてくる．

1．観察と仮説を立てながらの介入

その子が好むのは1人遊びかやりとり遊びか，砂場でどんな遊び方をするか，階段をどう上るか，読み聞かせは集中して参加できるか，どうやってスプーンを持ち，どんな食べ方をするか，友達とトラブルになりやすいのはどういった状況かなど，子どもの様々な行為とそのバックグラウンドである環境が作業療法評価の情報源となる．実際の観察は事前に先生や保護者の主訴を基に場面の選定が行われるので，すべてを観察する訳ではない．しかし子どもの一挙手一投足を注意して観察し，評価と仮説である子ども像の見立てを行い，場合によっては一緒に遊び（介入と仮説の検証），さらに評価を深めていく．

評価者の留意点としては，コミュニケーションや情緒の問題は運動発達の遅れや麻痺など目に見える症状と比較してわかりづらい点である．認知発達過程の知識がないと，その遅れや程度に気づけない．評価者に知識がないと子どもであるが故に「できない」という評価に安易に結びつける危険性がある．こうした事を防ぐ為に，発達の目安となるマイルストーンや認知発達心理学，発達段階の知識を持つことは不可欠である．加えて感覚の過敏性による過剰反応や防衛反応など神経学的視点も必要である．人間の成長・発達を「感覚が統合されていく過程」として捉える感覚統合の視点を持つと，現状の感覚過敏や感覚鈍麻といった感覚刺激の受容の偏りへの対応，そして今後の成長・発達にどのような影響を与えるかの予測とそれを防ぐ手立てを考えることができる．

2．生活情報の聞き取り

集団生活が始まれば，周囲の同年齢の子どもと一緒に過ごせるだけの情緒の安定性，集団の流れに乗れる理解力や運動能力がどれだけ育っているかが重要になる．生活年齢と発達のマイルストーンの比較からその子の現状を概観し，さらに細かく情緒，感覚特性，認知・コミュニケーションに偏りがないか，日常生活動作（ADL）の獲得状況といった習慣化スキルなど，その子の発達状況を幅広く捉えていく．生活情報は，観察からの仮説をさらに裏付け，潜在的な課題の情報源ともなる．すべての聴取は膨大な時間になるので，園の先生や保護者から大枠を確認した後にポイントを絞って聞き取りを行う．保育園と家庭で子どものADL実行に差がないか，たとえば，家ではご飯を落ち着いて最後まで食べられないなどもこの時に把握できると良い．入眠困難など睡眠・覚醒の切り替え状態の確認も行う．

3．評価（子どもだけでなく保護者も）

観察・介入と養育者からの生活情報（コミュニ

ケーション，遊び，生活習慣，ADL），子どもの認知・運動発達段階，感覚特性を統合して子どもの評価を行う．加えて強調したい点が保護者の評価である．発達分野では対象者は子どもであるが，実行者が養育者になるからである．フォーマルに家族構成や家庭環境，保護者の就労の有無，キーパーソンや協力者の有無といった情報を得ながら，インフォーマルに保護者の理解力，社会性，実行力などを評価する．

4．評価のフィードバックと検査バッテリーの併用

評価者が目安としてのマイルストーン理解，発達学的視点，神経学的視点を持つことの必要性は述べたとおりだが，保護者や養育者が子どもの理解を深めるためにも，マイルストーンからの現状把握は必要である．フィードバックでは，子どもの行動とその背景を結び付けて説明をする．スムーズに理解が進む保護者もいれば，新しい概念や見方がなかなか入らない人もいる．そうした場合は文章や図の使用，検査結果を併用できると良い．

定量的な発達評価には新版K式発達検査，ウェクスラー式知能検査，田中ビネー式知能検査がよく使われる．新版K式発達検査は，発達年齢と発達指数とともに「姿勢・運動」，「認知・適応」，「言語・社会」の3領域で算出される．発達の様々な側面にわたって進みや遅れ，あるいは偏りなどを視覚的に捉えることができる．これらの検査を受けている場合は，その結果を保護者に依頼し入手し，現状とつなげて解釈し説明できるとわかりやすい．

保護者が子どものコミュニケーション面への理解が進まない場合には，M-CHAT[1]は一般に入手可能で実施簡便なアセスメントツールである．健診でも使われ生後16か月から使用可能な自閉症チェックリストである．質問用紙法で社会性の発達状況の確認や，自閉症スペクトラムの可能性について把握できる．保護者が質問に答えながら，コミュニケーションの土台にはどんな要素があるのか，子どもの感覚の受け入れの偏りなど気づきを得るきっかけとなる．

全体的な把握と次の見通しが見えるKIDS乳幼児発達スケールも，質問紙法で所要時間も15分程度と実施が容易な検査である．運動から"対"子ども社会性，"対"大人社会性，しつけ，食事といった9項目を検査領域とし，結果として各領域別のプロフィールが算出される．質問は発達の順序性に従って記載されており，保護者が質問紙に答えながら次の発達段階の見通しを持てる．再検査を通して子どもの発達を実感できる作りになっている．

乳幼児期は個人差が大きい．ゆっくり育つ事は悪ではない．現状の発達遅延や偏りが必ずしも，後の「障害」診断につながる訳ではない．また，たとえ全般的に大きな発達の遅れがあったとしても，習慣化のスキルが高くADLが年中・年長で獲得できていると，ゆっくりと着実に積み上がる面を長所として，就学先選択時にアドバンテージとなり得る．

子どもの評価はあくまで，その子が今どんな経験をし，どんな困難を抱えているか，何を変えれば困難が減少し，どうすれば達成感や満足感を感じながら学習が積み上がるかを検討するためにある．そうした評価を踏まえて，周囲の大人はどんな環境や関わりを提供できるか考える，子ども主体の支援実現のために実施されるべきである．

5．子育て支援

評価を踏まえて保護者・養育者へ関わり方や環境設定の具体的な提案を行う．子どもの苦手な面や課題に対する療育的な提案も行うが，毎日続く子育ての日々，親子ともに一緒に楽しめる，双方が達成感と有能感を感じられる提案も取り入れたい．生活が楽になるような工夫も見出せると良い．提案内容は保護者のキャパシティーに応じて達成できるものを選択する．保護者の養育力や家庭環境に弱さがある場合は，キーパーソンがいれば協力を仰ぐ，市町村の子育て支援につなげる，保育園などを軸にした生活を保ちつつ保護者支援も継続するなど，ケースに応じた社会資源につなげる検討をする．それでもなお，保護者の家庭で

の関わりや環境設定に大きな課題があり，かつその実行が現状難しい場合は，個別取り出しでの支援先へつなぎ，長期的な視点で変化を期待して関わっていく．課題を共有した連携先を複数作り，チームで支えるかたちをとっていけると良い．状況によっては子ども家庭支援センターにつなぐことも考える．

専門的な個別支援
—精神科，小児科，児童発達支援センターなどでの作業療法—

保護者が子どもの特性を理解し始め，所属する園よりも小さな集団や個別対応での体験や学習がその子に適していること，保護者と子どもが一緒に直接的な支援が必要であることなどを受け入れると，病院や発達支援センターなどでの作業療法へとつながる．プログラムは個別から，年齢やタイプ別の小グループがある．頻度は地域により幅があるが，基本は定期で一定時間を通院，通所するスタイルとなり検査実施も容易になる．またこの時期には子ども自身も1時間程度の検査を受ける素地ができ上がる．ここでは作業療法の実際をお伝えした後に，神経科学，感覚統合理論に基づいた検査を紹介する．運動発達のチェックや検査は理学療法の項を参照されたし．

1．作業療法の実際

面談時に保護者より一般情報と主訴（困りごと），子どもの日課・週課，ADL 実施状況，好き・嫌い，苦手な物事，アレルギー，特記事項などの情報を入手し，併せて遊びや課題を通して子どもの大まかな評価を行う．病院であれば医師よりグループか個別で依頼がくる場合もあるが，そうでなければ年齢・主訴・面談時の評価を総合してグループか個別かが決まる．毎日型や週何回という通園形式もある．対象の子ども達は，多動で落ち着きがない，コミュニケーションが難しく友達とのトラブルが絶えない，すぐ手が出てしまう（対人・対物），とても不器用，同じ失敗を繰り返す，癇癪が激しい，集中すると周りが全く見えない，

切り替えが苦手，偏食がある等々の主訴を抱えてやってくる．

「多動」を一例とした作業療法の実際を解説する．

「多動」と一口に言ってもその要因は，対人への興味が乏しく人に注目が向かずに動き回る認知特性，体への振動や筋肉への刺激を求めて動き回る感覚探求，次々と目に入った物へと突き進んでしまう視覚優位（往々にして聞くことが苦手），もしくはこれらの複合など様々である．目標に向かう作業療法アプローチも要因と子どもにより異なる．

例えば，年少で認知面は年齢相応の発達がありそうだが，お集まりの時間に椅子に座れずに走り回る子を感覚探求タイプと仮説を立てる．縦抱きで上下に揺すって求める感覚刺激を提供しながら，先生へと子どもの視線が向かう様に介助し，今繰り広げられている楽しいことに気づいてもらうように促す．何日かかけてお集まりでの振動ありの抱っこ椅子を経て，ひとり座りへと移行できるようになる．この過程で子どもは新たな興味の対象を発見し，興味対象を捕捉するために自己抑制機能が育ち，1人で座って話を聞く，課題に取り組めるようになっていく．

視覚優位の多動であれば，まず何よりも視覚的な刺激を減らす環境調整や回避が重要である．そのうえで刺激の多い社会で生きていくために，日常生活においては視覚誘導する関わりと，直前のお約束など自己抑制能力の育ちも支援する．このタイプは繰り返された失敗を誤学習し，パターン化していることが多い．失敗させない先を見越した環境設定と関わりが大切になる．自己制御の学習において成功体験が必要である．対人への興味が乏しいタイプは，低年齢かつ言語理解能力が低ければ，まずは感覚遊びを介したやりとり遊びから開始し，セラピストを子どもにとって楽しい遊び相手として認識して貰うところから始める．相互のやりとりに継続性が生まれ，子どもに要求実現のための自発性の芽が見られたら，絵カードや写真，文字などその子の理解に応じた視覚支援ツールを用い，場面に即したルールやマナーを学

んで貰うようにステップアップしていく．こうした道具立ての中で遊びや課題，生活場面を通して直接・間接的なアプローチと一体になった評価と検証を繰り返し，螺旋階段上に目標に向かった作業療法が行われる．

2．検　査

最後に感覚統合の検査を紹介する．感覚の過敏性や鈍感さ，情動の問題などが見受けられる場合に，まず状態把握が必要である．SP：感覚プロファイルとJSI-R[2]は質問用紙法で日常生活をよく知る保護者や養育者が回答する．子どもへの負担が無く実施可能であるために実施を推奨するが，両者ともに結果からの解釈が必要となる．J-PANは遊び感覚で挑める検査を謳っており，多動や不器用さの元となる感覚統合障害の検査である．3セット構成で1セットは40分程度，結果はパーセンタイル値で5段階の通過率に応じて色分けされる．各検査の概略を以下に記す．

1）SP：感覚プロファイル
（SP：3歳～，ITSP：0～36か月用）

感覚の過敏さや過鈍さといった問題について，複数の感覚領域にわたり包括的に把握する検査．質問は感覚処理(聴覚，視覚，前庭覚，触覚，複合感覚，口腔感覚)，調整，行動や情動反応の大きく3つに分けられる．その行動が見られる頻度を保護者(観察者)が回答し，検査者がスコアを集計する．

2）J-PAN：感覚処理・行為機能検査
（4～10歳用）

子どもの姿勢・平衡機能，体性感覚，視知覚・目と手の協調，行為機能の4領域が評価できる．感覚統合障害は行為機能障害と感覚調整障害の大きく2つに分類される．感覚調整障害は多動・注意・不安・攻撃性との関連性が高く行為機能障害は姿勢や運動の不器用さといった生活上の困難さと関連することが多い．検査対象者は注意集中が難しい子どもが多いことから，J-PANは可能な限り楽しく，遊び感覚で子どもが検査に臨めるような内容，構成になっている．

3）JSI-R（日本感覚インベントリー）
（4～6歳用）

感覚刺激の受け取り方に偏り（感覚調整障害）がある場合，日常生活における様々な行動に表れることがある．このような行動の出現頻度を調べることで，子どもの感覚刺激の受け取り方の傾向を把握しようとするものである．質問用紙はインターネットで公開されており，ダウンロードが可能．前庭感覚，体性感覚，視覚などの感覚機能に関連すると思われる147つの行動項目から構成され，3段階評価で結果が算出される．解釈に際しては，感覚統合に精通している専門家へ相談するように推奨されている．

JSI-Rは子どもに感覚過敏など感覚刺激の受け取り方に偏りがありそうだが，ITSPやSP：感覚プロファイルがない場合や，周囲に感覚統合の専門家がいない場合に子どもの状況把握の，一助になると考える．ただ専門家でない場合は，あくまでも参考までの利用に留めること．

SP：感覚プロファイルやJSI-Rは解釈が必要であり使用においては留意が必要であるが，それでもなお，この場で記載したには理由がある．これら検査により「感覚」という側面から子どもの特性を捉える機会になるからである．そして「感覚」という主観的で個別的で無意識的な体験が，他者に見えるかたちである程度詳細に記されるからである．成長に伴い生活範囲や関わる人が広がる中で，子どもに感覚特性があり，それがどんなものであるかが意識化，共有されていると，その子どもにより適した環境や関わり方への配慮が受けやすくなる．米国精神医学会の診断基準(DSM-5)でも，発達障害の子どもは「感覚過敏」や「感覚鈍麻」など感覚の問題も生じることが記されており，神経発達症の子ども達も同様である．

3．情報の共有と連携

評価，保護者へのフィードバック，支援については先に述べた通りである．加えて検査結果とつなぎ合わせたより詳細な評価を保護者に伝え，場

合によっては所属の保育園や幼稚園の先生に向けて文章化する．可能であれば先生に作業療法の見学に来てもらうのも良い．保育所等訪問支援事業があれば，子どもの所属先へ訪問も可能である．顔が見える横のつながりを作りながら子どもの支援体制を作って行く．そして就学前には就学支援シートに療育場面の様子をまとめて記入し，これまでの取り組みの積み上げが小学校で継続できるように縦につなぐ．関わる人が大幅に変わる時こそ，わかりやすいかたちで子どもの情報が共有される必要がある．

文 献

【条件付きで公開されているチェックリスト，検査】

1) 日本語版　M-CHAT-R：日本語版　乳幼児期自閉症テックリスト修正版.
〔https://mchatscreen.com/wp-content/uploads/2021/08/M-CHAT-R_F_Japanese.pdf〕
マニュアルと質問紙をネット上で公開.
臨床・研究・教育を目的として M-CHAT-R および M-CHAT-R/F を使用することは許可.

2) JSI-R(Japanese Sensory Inventory Revised).
〔https://jsi-assessment.info/jsi-r.html〕
質問用紙，サマリーシートをネットで公開.
   使用上の注意
   - 行動チェックリストに過ぎないので，結果だけで子どもの状態を判断しない.
   - 最終的な結果の解釈は，感覚統合に精通している専門家に相談することを推奨.
   (全文は上記 URL より参照)

3) 厚生労働省：発達障害者支援施策について，2022.
〔https://www.mhlw.go.jp/content/12600000/000888059.pdf〕
Summary 現状の発達障害者支援施策と進捗状況を概観できる．今後の方向性，重点項目も掲載されている.

4) 特定非営利活動法人　アスペ・エルデの会：厚生労働省　平成 24 年度障害者総合福祉推進事業発達障害児者支援とアセスメントに関するガイドライン，2013.
〔https://www.as-japan.jp/j/file/rinji/assessment_guideline2013.pdf〕
Summary 発達障害領域でよく使われる知能検査，生活能力，情緒と行動の問題，ASD，ADHD・LD のアセスメントツールを解説．各検査の概要を知りたい人向け.

5) 山口真美，金沢　創：放送大学教材改訂版 乳幼児心理学．放送大学教育振興会，2016.
Summary 「見る」は視力だけにあらず．色がわかる，顔を見る，動きがわかる，空間に関わる，につながる認知・運動発達の入口．心理学の枠を超え乳幼児期の認知・運動・心の発達過程を実験を基に明らかにする．面白くかつ読みやすい良書.

6) 高橋みかわ：重い自閉症のサポートブック，ぶどう社，2011.
Summary 自閉症の子を持つお母さんが，我が子をよく観察し工夫しながら考えだしたサポート方法や理解の視点が満載．支援者，保護者必読の書.

7) 土田玲子監，感覚統合 Q&A 改訂第 2 版，協同医書出版社，2013.
Summary よくある疑問に対して，Q&A 形式でわかりやすく記載された感覚統合の入門書

8) 矢谷玲子，福田恵美子編，作業療法　実践の仕組み，協同医書出版社，2006.
Summary 作業療法の哲学と身体障害から発達障害まで各分野の実践事例を丁寧に紹介．作業療法士として実践を見直したい確認したい時の拠り所の 1 冊.

好評

ファーストステップ！
子どもの視機能をみる
スクリーニングと外来診療

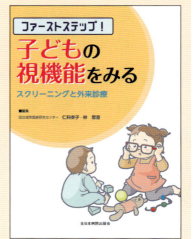

■編集　国立成育医療研究センター　仁科幸子・林　思音

2022年10月発行　B5判　318頁
定価 7,480円（本体 6,800円＋税）

視機能の異常を早期に発見し、適切に対応するためのファーストステップを、経験豊富な先生方のコラムでの経験談を交えながら、豊富な図表でわかりやすく解説しています！眼科医、視能訓練士、小児科医、また、小児の視覚スクリーニングにかかわる看護師、教育関係者など、子どもにかかわるすべての方にご一読いただきたい1冊です。

目　次

I．子どもの視機能発達を知る
1. 小児の眼の解剖学的な発達
2. 小児の視力発達
3. さまざまな視機能はどのように発達するか？
4. 視機能と全身の発達

II．子どもの視機能障害を知る
1. 視覚障害をきたす疾患
2. 弱視・斜視とは？
   私の経験　その視力障害，本当に弱視ですか？
3. 屈折異常とは？

III．視覚スクリーニングで早期発見！
1. 0歳から始めたい！視覚スクリーニング
   私の経験　産科クリニックでの1か月健診におけるred reflex法
   Tips&Knowledge　視覚スクリーニングが必要な全身疾患リスト
2. 乳幼児健康診査における視覚スクリーニング
3. 3歳児健診における視覚検査
   私の経験　家庭での3歳児視力検査体験談
4. 視覚スクリーニング機器をどう使うか？
   私の経験　3歳児健診における屈折検査機器
5. 保健センターと眼科医療機関の連携
6. 小児科医と眼科医の連携―小児科医からの提言―
   私の経験　屈折検査は3歳児健診だけでなく年中児、年長児も行う必要がある
7. 小児科医と眼科医の連携―眼科医からの提言―
   私の経験　「小児科の先生，お世話になっています」

IV．眼科精密検査の進め方
1. 乳幼児の検査の進め方
   Tips&Knowledge　0歳児を診察する！
2. 眼位・眼球運動・両眼視機能検査
3. 視力検査
4. 精密屈折検査
5. 眼底検査
   Tips&Knowledge　小児眼科医が伝授する診療のコツ
6. 視野検査―動的視野測定を中心に―
7. 画像検査
8. 障害（発達障害・全身疾患）を持つ子どもへの対応
9. 小児の眼鏡処方
   Tips&Knowledge　インフォームド・コンセント
10. 専門機関へ紹介するタイミング
    Tips&Knowledge　紹介状作成のポイント―紹介される側からの要望―
    私の経験　子どもへの虐待を疑ったら

V．学童期の視覚管理の課題
1. 近視の管理の仕方
   私の経験　近視の進行防止の前にしておくべきこと
2. デジタルデバイスによる急性内斜視
   私の経験　自験例から考える！デジタルデバイスによる急性内斜視患者の生活環境と生活指導
3. 心因性視覚障害
   私の経験　トリック法を行うとき―視能訓練士の心構え―
4. 色覚検査とアドバイス
   私の経験　私の色覚診療
5. スポーツ外傷の防止
   私の経験　アスリートの視機能―ファクターX―
6. コンタクトレンズの処方と管理―処方後のアフターケア・生じうる問題―
   私の経験　ファッションと眼

VI．医療・福祉・教育機関における多職種の連携
1. 視覚障害児に対する医療・福祉・教育機関の連携
   私の経験　アイサポート教育相談
   Tips&Knowledge　書類作成をどうするか？
2. 弱視（ロービジョン）の子どもに対する医療・教育関係の連携
   Tips&Knowledge　成功体験につなげる子どものロービジョンケア
3. 弱視や斜視の子どもに対する医療・教育機関の連携
   私の経験　学校での様子を聞く大切さ
4. 近視の子どもに対する小・中学校との連携
   Tips&Knowledge　ICT機器利用と児童生徒の健康
5. 学校へのアドバイス
   Tips&Knowledge　先天赤緑色覚異常の色世界

VII．小児眼科のトピックス
1. 小児の画像診断の進歩
   私の経験　自験例でも実感した小児の画像診断の進歩
2. 小児に適したERG
3. 未熟児網膜症に対する抗VEGF療法
   私の経験　未熟児網膜症に対する抗VEGF療法―長期経過は？―
4. 遺伝性網膜ジストロフィ
   私の経験　Stargardt病・黄色斑眼底の症例提示，治療法の現状
5. 発達障害児における視覚異常
6. 小児の麻酔と鎮静

全日本病院出版会　〒113-0033　東京都文京区本郷3-16-4　Tel:03-5689-5989
www.zenniti.com　Fax:03-5689-8030

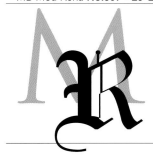

特集／神経発達症のリハビリテーション診療
―子どもから成人まで―

乳幼児期の言語聴覚療法（地域医療・福祉での実際）

村田百子*

Abstract 地域の医療・福祉施設には，子どものことばの発達について日々多くの相談が寄せられる．乳幼児期のことばの相談に対しては，まず聴覚的な障害の有無を確認した後，子どもの全体的な発達状況を把握し，言語理解・表出・コミュニケーションの3側面について専門的な評価を行う．そして評価結果をもとに継続的な訓練を行うが，課題の内容や量，組み合わせについては，それぞれの子どもに合わせた工夫が必要である．小児の訓練では，まずは本人が楽しめたり達成感を得られたりすることが大切であり，その都度子どものコンディションに合わせた臨機応変な対応が求められる．さらに，より良い訓練効果を得るためには保護者への適切な説明や情報聴取，家庭療育の提案も必須であり，保護者支援も大切な要素となる．

Key words 言語発達(language development)，保護者支援(support for parents)，家庭療育(home therapy)

はじめに

小さな子どもの発達に関する心配事として，最も多く聞かれることの1つが「ことばの遅れ」である．地域の発達センターには日々多くの相談が寄せられるが，中でも「ことば」に関する相談はとても多い．本稿では，主に地域の医療・福祉施設における，言語聴覚士による言語発達の評価・訓練・保護者支援について，実際の例を交えながら具体的に紹介していく．

評　価

他のリハビリテーション職と同様，小児の言語聴覚療法でもまずは初回に評価を行い，そのうえで継続的な訓練を行っていく．以下，実際の臨床で行う評価内容について紹介する．

1．"聴こえ"についての確認

子どものことばの遅れや発音不明瞭などの相談があった際に，必ず確認しなくてはならないのが，"聴力に問題がないか"ということである．先天性難聴は1,000人に1～2人と言われており，他の先天異常に比べて頻度が高い．仮に新生児聴覚スクリーニング検査で問題がなかった場合でも，難聴の中には進行性のものや中耳炎などのリスクもあるため，注意が必要である．小児用の聴力検査機器がある施設の場合，初回評価時に言語聴覚士が聴力検査を行うことができるが，自治体によっては地域の施設で聴力検査を扱っていないことも多く，聴こえについての評価が抜けやすい．小児専門の言語聴覚士としては，仮に聴力検査を実施できなくとも，最低限の聴力評価は行えるようにしておくことが望ましい．小さい音への反応，後ろからの声掛けに振り向くか，などの行動観察はもちろん，ささやき声の教示を聞きとることができるか，なども簡易的ではあるがスクリーニングになる．そして聴こえに関して少しでも気

---

* Momoko MURATA，〒146-0083　東京都大田区千鳥3-7-5　大田区立こども発達センターわかばの家（非常勤）

表 1. 幼児期のことばの発達

年　齢	ことばの理解	ことばの表現	コミュニケーション・会話
0歳	「だめ」がわかる	泣く・笑う 指差し 喃語	人を見ると笑う 「いないないばあ」 共同注意
1歳	「ちょうだい」がわかる 物の使い方がわかる 物の名称がわかる 動作語がわかる	初語がでる	
2歳	大きい・小さいがわかる 2語連鎖	2語文を話す	「なに？」ときく
3〜4歳	色名がわかる	助詞の誤用 姓名を言う 「○○したから××だ」と話す（複文）	過去の経験についての簡単な問いかけに答える 「○○していい？」と許可を求める 子ども同士の会話
5〜6歳	左右がわかる 助詞の正確な理解	文を連ねた文章で説明する （「○○して，それから××」） 助詞の正確な表現	「○○ってどういうこと？」 「もしも〜したらどうなる？」などの質問に答えられる

（文献 3 より引用改変）

になる要素があれば，小児耳鼻科や大きな病院での検査をすすめるようにする．

2．理解・表出・コミュニケーションの3側面で評価する

言語評価を行う際には，どの年齢の場合でも，主に言語の ① 理解，② 表出，③ コミュニケーションの3側面に分けて評価する（**表1**）．ここからさらに細かく，語彙・統語・談話・音韻などの領域に分けられるが，まずは大きくこの3側面で捉えることが多い．この考え方は，どの検査バッテリーを使用する場合でも概ね同じであると思われる．保護者から相談としてよく出るのは，言語の「表出」に関する内容（話せることばが少ない，2語文が出ない，発音が不明瞭など）が多いが，その背景には言語の「理解」の遅れがあることが多い．また，「理解」「表出」は大きな遅れはなくとも，「コミュニケーション」の苦手さがあり対人面で困難さを抱えるケースもみられる（自閉症スペクトラムなどのお子さんにこのタイプが多い）．3側面からの適切な評価を行い，子どもの言語発達状況を

正しく把握することが，それぞれのケースに合った療育を提供できることにつながる．

子どもの状態にもよるが，可能であれば初回に検査バッテリーを用いた言語評価を行う．使用する検査バッテリーは各施設やセラピストによって異なる．いくつかの検査バッテリーを複数組み合わせて評価を行うことも多い．私の場合，幼児期の言語評価では，① 国リハ式SS法言語検査（**図1**）にて大まかな言語理解・表出のレベルを把握し，② 質問-応答関係検査（**図2**）にて会話・コミュニケーション面を評価する，という組み合わせを主軸にしている．そして，さらに細かい評価が必要な場合は，理解語彙の評価をしたり，構音の評価をしたりすることもある．

また，言わずもがなではあるが，このような言語評価を行う際には，認知面や運動面などを含む子どもの全般的な発達レベルを押さえておくことが必須である．他の発達に比べて言語だけが遅れているのか，あるいは全体的に発達のペースが緩やかなのか，によっても，アプローチの仕方や介

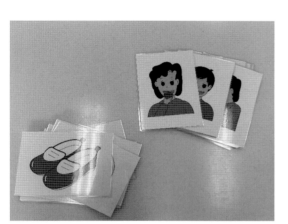

図 1. 国リハ式 SS 法言語検査の絵カード

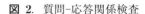

図 2. 質問-応答関係検査

入頻度が変わってくる．地域の発達センターなどでは，相談申込の直後に新版 K 式などの発達検査を実施することも多く，ありがたいことにセラピストが介入する際にはそういった情報がすでに揃っていることもある．初めてのケースと会う前には，最低限の準備としてこのような情報収集をしておく必要がある．

3. "発音" の相談について

幼児期(2～6歳)に多い相談内容の1つが「発音がはっきりしない」というものである．この相談に対しては，保護者の主訴と実際の子どもの発音を照らし合わせ，現状の説明と今後の見通しをできるだけ具体的に伝えるようにしている．

幼児期にみられる発音の誤りは，主に2パターンに分けられる．1つは① ことばに含まれる音を認識する能力(音韻意識)の未熟さによるもの(例：ひこうき→「キ」のようにことばの一部を言う，パンダ→「パンバ」のように前後の音に影響されて誤る)，もう1つは② 構音操作の未獲得によるもの(例：カ行→タ行，サ行→タ行などの置換)，である．① の場合，一般的には成長に伴って自然に獲得していくことが多く，② の場合は音によって大まかな獲得年齢の目安があるため，一定の年齢に達しても獲得されない場合，訓練を行うことがある．

また，① の誤りがみられる子どものなかには，他の能力に比べてこの「音韻意識」の弱さが顕著であり，就学前の文字学習の遅れにつながるケースがある．一般的に，多くの子どもは5歳後半になるとひらがなのほとんどの文字が読めるようにな

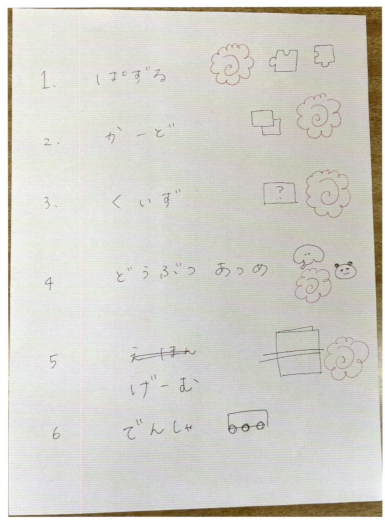

図 3. ある日の訓練スケジュール

る[4]．発達レベルに比べてひらがなの習得に遅れがみられるケースに関しては，就学後に学校での配慮が必要となる場合もあるため，子どもの状態について保護者と十分に共有しておく必要がある．

訓　練

初回評価を行ったら，本格的な訓練・指導を行う．以下に，訓練課題を組むときの工夫や，実際に訓練を行うときに意識していること，気をつけるべきことなどを紹介する．

1．訓練課題の組み方

1回の言語訓練の時間は，おおよそ40～50分程度である．子どもの年齢や状態にもよるが，すべての訓練時間を課題に費やすことは少なく，例えば前半20～30分は机上課題を行い，後半は子どもの好きな遊びをしたり，保護者との振り返りを行ったり，といった時間の使い方をする．小さな子どもが集中できる時間は長くないため，その日の訓練で何を行うのか，「最低でも，これだけは必ず」というポイントを決めておく．

私の場合，ケースによっても多少異なるが，1回の訓練では，だいたい4～5つくらいの課題を設定する．図3は，実際にある4歳児（年中児）に行った言語訓練のスケジュールである．訓練を始める

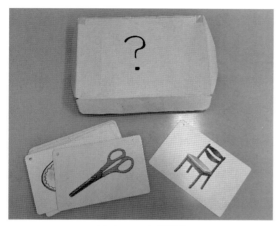

図 4. クイズ課題

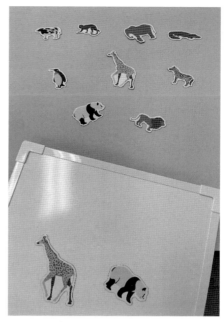

図 5. どうぶつあつめ（聴覚記銘の課題）

前に，その日のスケジュールを紙に書いて子どもに呈示するようにしている．今日の課題はいくつあるのか，どんなことをやるのか，あとどのくらい頑張ったら終わりなのか，事前にスケジュールを呈示することで子ども自身が見通しをもって訓練に臨むことができ，より集中して力を発揮できるようになる．この日は，1番はじめに子どもの好きなパズルを課題として設定した．比較的難易度が低く簡単に終わるものを1つめに設定することで，「できた！次もがんばろう！」というモチベーションを作りやすくなる．そして2～4番の課題は，本人にとって少しだけ難易度の高い言語課題を設定している．

図4は，クイズ課題で使用する教材である．まず，絵カードの呼称を行い，用意した語彙を子どもが知っているかを確認する．そして，「？」が書かれたボックスに絵カードを1枚隠し入れ，何のカードが隠してあるか，セラピストからのヒントを聞いて子どもが答えるというものである．複数文の理解ができるか，言語情報を聴いて該当することばを連想できるか，といった点をテーマにしている．言語発達レベルがもう少し高い子どもの場合，セラピストと役割を交代して子どもにクイズを出題してもらうこともできる．

図5の教材は，聴覚記名の課題に使用しているものである（100円ショップで購入した動物マグネットとホワイトボード）．この課題は，聴覚情報の記憶や処理が苦手な子どもに対して実施することが多い．子どもから離れたところに動物のマグネットを置いておき，子どもはセラピストが伝えた動物（例：「キリンとパンダをもってきて」）を聴いて覚えて，言われた動物だけをとってくる，という課題である．マグネットは同じ動物を2つずつ用意しておくと，答え合わせのときにセラピストが正解を視覚的に呈示することができる．

訓練の終盤には，ごほうび課題として卓上ゲームなどを設定することがある（図6）．言語課題を頑張った後のごほうびとしての役割が大きいが，ルールや順番を守って遊ぶコミュニケーション課題，「太い・細い」などの形容詞や色名を学習する言語課題としても機能している．ちなみにこの日，スケジュール（図3）の予定ではゲームではなく絵本の読み聞かせを行う予定であったが，子ども自身がこのゲームをリクエストしたため，急遽

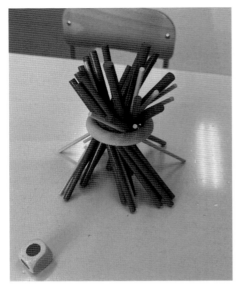

図6. ゲーム課題

予定を変更した．このように，許容できる範囲であれば子どもの意見を取り入れて訓練内容を変えることもある．

2．上手くいかなかったとき

せっかく丁寧に準備をした課題でも，子どもが全く乗らず全然できなかった，という事態はよくあることである．その場合は，予定通りすべての課題を遂行することにこだわらず，「どの課題だったらできそうかな？」と，用意してある複数の課題のなかからその日に実施できるものを選択する．そのような点においても，子どもが得意な課題を1つ以上組み込んでおく，という工夫は役に立つ．「今日は何もできなかった・・」という気持ちで訓練を終えるのと，「新しい課題はできなかったけど，いつものあの課題はよくできた」という気持ちで訓練を終えるのとでは，本人や保護者の療育に対するモチベーションが大きく変わる．せっかく訓練に来てもらうなら，「今日もがんばった，楽しかった」という気持ちを持って家に帰ってほしい．そしてセラピスト側は，その日上手くできなかった課題について「どうして子どもが乗らなかったのか？」，その要因をしっかり反省して次に活かすことが大切である．

保護者支援

さて，ここまでは主に子ども本人に対する対応について書いたが，小児臨床において欠かせないのが「保護者支援」である．実際の臨床で行っている保護者支援の内容について紹介する．

1．訓練後に保護者面談を行う

毎回の訓練にて，子どもの課題が終わった後に保護者面談を行うようにしている．その日行った課題についての振り返りをしたり，日常生活での子どもの様子を保護者から聞いたりする．セラピストから一方的に説明するのではなく，今日の訓練をみて保護者がどう感じたか，日常生活で今何に困っているのか，といったことを意識して聞くようにしている．子どものことを一番よく知っているのは間違いなく保護者であり，日常生活での情報を聴取することは継続的な訓練を行っていくうえで欠かせない．また，保護者が子どものことをどのように捉えているのか，実際に臨床で見られる子どもの様子と照らし合わせて把握しておくことも必要である．

2．家庭療育の提案

公的な福祉施設などの場合，介入頻度については予め「個別訓練は月に1回，1職種のみ」などと決められていることも多い．月1回程度の訓練だけではなかなか変化を得られないことも多く，この場合，家庭でも可能な範囲で療育内容を実践してもらえるよう保護者に働きかける．もちろん，家庭によっては兄弟がいたり仕事などで忙しいケースも多いため，負担になりすぎないように配慮が必要である．「次回までにおうちで〇〇だけやってみて」，「できる時だけでいいので，〇〇の声掛けを意識してみて」など，ポイントを絞ってなるべく具体的に伝えるようにしている．

おわりに

以上，幼児期の言語療法について，地域の医療・福祉施設での現状をもとにご紹介させていただいた．日々の臨床を通して感じることである

が，小児臨床において大切なのは，「子どもと保護者が楽しめる・安心できる場所であること」，そして「セラピスト自身が子どもと一緒に訓練を楽しめること」ではないだろうか．"ことば"の状態だけを見るのではなく，評価・訓練の先にある，本人とその家族の暮らしをサポートし寄り添える臨床家で在りたいと思う．

文　献

1) 日本耳鼻咽喉科頭頸部外科学会：新生児聴覚スクリーニング．日本耳鼻咽喉科頭頸部外科学会ホームページ，2022.
2) 佐竹恒夫，東川　健監，発達障がいと子育てを考える本②　はじめてみよう　ことばの療育，8-15，ミネルヴァ書房，2010.
   Summary ことばの発達についての基礎知識や，家庭療育の具体的な例がわかりやすく書かれている．保護者へのアドバイスのネタとしても参考になる内容が多い．
3) 藤田郁代監，標準言語聴覚障害学　言語発達障害学　第2版，83-89，医学書院，2015.
4) 加藤醇子：ディスレクシア入門—「読み書きのLD」の子どもたちを支援する—，日本評論社，2016.
   Summary 音韻意識や読み書きの発達についての基礎知識と，ディスレクシア児に対する支援の事例が詳しく書かれている．

特集/神経発達症のリハビリテーション診療
―子どもから成人まで―

発達評価の実際

青木瑛佳*

Abstract 本稿は，発達評価に関する基本的な概要を述べたものであり，発達評価の目的やその方法に関して，主に医師や公認心理師など，実際の評価や検査に携わる専門職が押さえておくべきポイントを概説したものである．第一節では，発達評価がそもそもどのようなもので，何の目的で実施するものかを紹介している．第二節では，多面的な発達評価をする際に情報収集するべき領域を，「認知能力と学力」「感情・行動特性」「適応スキル」「個人歴」「環境および社会的リソース」の5つに分け，それぞれどのような観点に着目するべきか，詳細に述べている．第三節では，発達評価の方法に関して，全体の流れと，面談や検査などの各評価手段に関して，解説を行っている．この解説の中では，より正確な評価を行うためにはどうすべきか，ということを念頭に置きつつ，「やるべき/べきでないこと」の具体例も挙げている．最後の第四節では，評価者が発達評価を行う際に持つべき心持ちに関する筆者の意見を述べ，本稿を締めくくっている．

Key words 発達評価(developmental evaluation)，発達障害(developmental disorder)，心理検査(psychological testing)

発達評価とは？

発達評価とは，何らかの課題を抱えた子どもや成人(＝クライエント)の支援を行うために，その個人の発達に関する情報を集め，分析し，解釈するプロセスのことを指す．発達評価を行うことで，個人の発達に関して多角的な側面から理解することができ，クライエントの「強み(＝年齢相応かそれ以上に発達している部分)」と「課題(＝年齢よりも発達が遅れているか，普通でないために適応を阻害している部分)」を明確化することができる．そして，強みと課題を明確化することにより，クライエントの主訴の背景にある問題を特定し，適切な支援計画の立案につなげることが，発達評価の目的である．

何を評価するのか

発達評価では主に，以下の5領域について情報を収集すると良いと考えられる．

1．認知能力と学力

まず，認知能力を調べておくことが重要である．認知能力とは，物事を理解・判断・解釈する能力であり，日常生活をスムーズに送るための鍵となる力である．認知能力は後述の知能検査や発達検査などで主に測定することができる．認知能力は様々な能力で構成されており，発達評価・支援において重要なものには，言葉を理解したり言葉で表現したりする能力である「言語能力」，目の前の空間にあるものの形や位置，向きなどを捉える能力である「視覚空間認知能力」，与えられた抽象的な新しい情報のルールやパターンを推測する

---

* Sayaka AOKI，〒153-8904 東京都目黒区駒場4-6-1 東京大学先端科学技術研究センター，特任研究員/日本学術振興会特別研究員(RPD)

能力である「流動性推理能力」，目で見たり耳で聞いたりした情報を頭の中で保持する能力である「記憶力」，単純な情報を素早く正確に処理する能力である「処理速度」などがある．

これらに加えて，学童期のクライエントに対しては，読み書きや計算能力など，学習に関連する能力を調べておくことも大切である．学童期において発達支援が必要となる児童には，認知能力が通常範囲であっても，読み書きや計算能力が著しく低い生徒も多く，学習面の困難さの種類や程度を細かく調べておくことは重要だからである．

2．感情・行動特性

発達評価の第2の軸は，感情・行動特性に関する評価である．支援が必要である多くの子どもや成人は，認知能力が通常範囲であっても，感情・行動特性が多くの人とは異なるために，日常生活で困難さを抱えてしまうことが多い．多数派でない感情・行動特性の中で，最も困難さにつながりやすいものの1つは，「社会性／コミュニケーション特性」である．コミュニケーション力は単純な言語能力とは異なり，相互関係を通して他者と関係を構築し持続する力のことである．他者と相互的なやりとりができるか，身ぶりや目線，口調などを適切に調整できるか，集団の要求を察して合わせることができるか，などを丁寧に評価しておくことは支援において非常に重要である．

次に評価をするべき特性に「注意・集中力」がある．気がそれやすい，同じタスクに長く集中できない，なかなか物事を始められない，細かいところを見落としやすい，新しい刺激に気を取られやすい，などの特徴がある場合，日常生活に困難をきたしやすい．また，注意力や集中力に関連した能力に，目標を設定して適切に計画を立てて行動の優先順位を決定する力や，目標に合わせて自分の行動をコントロールする力である「遂行機能」という力があり，特に思春期以降の青少年や成人の発達評価をするにあたっては，重要な項目となる．

「知覚認知やこだわり」も重要な評価項目である．多くの人にとって何でもない刺激を苦痛に感じてしまう（知覚過敏がある）人がおり，それが生活の大きな妨げになっている人がいる．知覚過敏は，音・匂い・味・触り心地・視覚情報と五感すべてにおいて存在し，何か1つ知覚過敏がある場合，他の知覚過敏もある場合もあるため，情報を収集しておく．逆に，刺激に関して感度が低い，知覚鈍麻が日常生活に影響を与えている場合もあるので，疑いを感じたら詳しく調べると良い．また，「知覚」ではないが，特定の物事や手続きに対して強いこだわりを抱えている場合（例：特定のバス以外は乗らない）も，本人や周囲の強い困り感につながっていることが多いため，評価しておくべき項目である．

上記3つの項目は，日常生活の困り感として述べられることが多いため，特に重要であるが，そのほか，「感情（全般的な傾向や安定度）」，「性格（まじめさ，打ち解けやすさ，神経質さなど）」，「自己認識（自信，自己効力感（＝物事を達成できる感覚），性／文化アイデンティティなど）」，「ストレスへの反応・対処（身体的反応の有無，他者への支援要求などのストレス対処スキルがあるか）」「興味関心（好き／得意なことと嫌い／苦手なこと）」「夢や将来やりたいこと」なども調べておくと，見立ての構築や支援計画の作成に役に立つ．

3．適応スキル

低年齢の子どもや，障害の程度が重い子ども・成人を評価する際に非常に重要になるのが，「適応スキル」の評価である．主に地域や家庭などでの普段の生活を直接的に支えるスキルのことを指し，2．感情・行動特性 で挙げたコミュニケーション力も，評価指標によっては適応スキルの1つとみなすこともある．コミュニケーション力以外の適応スキルには，衣服の着脱・食事・洗身・トイレの利用・交通機関の利用などが含まれる「日常生活スキル」や，主に手の動作を適切に行うスキルである「微細運動スキル」，歩く・走るなど腕や足を含めた身体全体を適切に動かすスキルである「粗大運動スキル」がある．これらのスキルの詳細な評価には特殊な専門性が必要なことが多

く，主に作業療法士（OT）や理学療法士（PT）によって行われることが多い．

4．個人歴

発達評価では，現在の状態だけに注目するのではなく，これまでどのようなことがあったかという「個人歴」を確認しておくことが，問題の正確な特定につながり，より適切な支援計画の作成に役に立つ．個人歴の中で，特に重要なものには，出生前後の情報（出産週数や出生時体重，周産期のトラブルの有無など）や運動（例：初歩）や言語（例：初語，二語文）の獲得時期などが含まれた「発達歴」，病気・怪我・入院・手術歴などが含まれる「医療歴」，これまでの教育や療育の状況などが含まれる「教育・療育歴」，さらに成人の場合は，就職や転職の状況が含まれる「職歴」がある．発達評価において個人歴が重要な理由は主に3つあり，1つは特定の個人歴（例：交通事故による外傷など）が現在の問題につながっている可能性があること，1つは適応が良かった（悪かった）環境を知ることができること，もう1つは効果が見られた（なかった）支援に関する情報が得られることである．

5．環境および社会的リソース

最後に，クライアントの社会的環境や社会的リソースを把握しておくことも，支援計画を作成するにあたっては大切なことである．特に，現在誰とどのような状況（住環境・金銭的状況など）で暮らしているか，普段，家族や親戚とどの程度交流があるかは，適切なサポート体制を構築するための情報として，極めて重要である．また，外国籍だったり，どちらかの親が外国人であるケースでは，普段家庭で用いている言語について調べておくことも大切である．社会的リソースには，家族や親族だけでなく，友人や所属組織の人々（先生や同僚など），また地域コミュニティの人々なども含まれる．そのため，特に家族とのつながりが少ないクライアントの発達評価をする際には，所属組織および地域社会の人々との交流の形式や頻度，また行政サービスの利用状況などを知ってお

くと支援計画作成に役立つ．

発達評価の方法

発達評価は，多くの場合，事前情報収集から結果のフィードバックに至るまでの一連の流れに沿って行われ，その中でいくつかの特定の方法／手段を用いる．ここでは，まず，発達評価全体の流れについて説明し，その後，具体的な評価手段に関して解説する．

1．発達評価全体の流れ

発達評価を行う際，まずは，クライアント（または保護者）の主訴の確認をする．乳幼児健診ですすめられて評価を行う場合など，主訴がはっきりしていない場合は，大まかに日常生活での困り感を確認しておくと良い．主訴の確認は，書類やフォームの記入，もしくは初回の短時間での電話面談などを通して行うとスムーズであろう．

主訴を確認したら，それに基づきインテーク面接を行う．インテーク面接では，主訴やその他の困りごとに関して詳しい聞き取りを行ったうえで，「発達歴」「医療歴」「教育・療育歴」などの個人歴に関して詳細にたずね，環境および社会的リソースに関しても情報を得ておく．困りごとをたずねる際は，「いつから困っているか」「どういう場面で困っているか」「その困りごとが生活の様々な場面に与える影響に関して」「これまでどのような対策を取ってきたか」「困りごとがひどくなる時，または少なくなる時はどのような時か」などを聞き取っておくと，クライアントが抱える問題をより正確に理解することができる．個人歴に関しては，事前に質問のテンプレートなどを用意しておくと，スムーズに聞き取りが進む．なお，発達評価を実施する環境次第では，インテーク面接を設定できず，そのまま発達検査などのデータ収集を実施せざるを得ないこともあるため，その際は，主訴や個人歴に関する情報収集は，オンラインフォームや書類の記入を通して行っておくと良いと思われる．

インテーク面接が終了したら，データ収集に入

る．データ収集は主に，知能検査や発達検査など
の検査の実施，検査やそのほかの場面での行動観
察，（必要な際には）本人や保護者などの関係者へ
の追加面談を通して行う．また，学童期の子ども
の検査をする際には，作文や絵など，実際の制作
物を持ってきてもらうことも，検査データの収集
に有用である．

データ収集がある程度進んだら，「見立て」の構築
に進む．見立ての構築とは，クライエントの主
訴となる問題が生じた「理由」に関する仮説構築を
することである．一般に，発達や心理に関する問
題の背景は複数考えられる．例えば，ある子ども
が「授業についていけない」理由としては，① そも
そも理解能力（知能）が低い，② 読み書きが極端に
苦手である，③ 集中が続かない，④ 気持ちが前向
きになれない，⑤ そもそも先生の教え方が悪い，
など様々なものが考えられる．このような問題の
背景に関する複数の可能性の中から，収集した
データを参照して，最も可能性が高いものを採択
するのが見立ての構築である．ここで，複数の可
能性が残ってしまっている場合，また，構築した
見立てにさらなる確証を得たい場合は，さらなる
データ収集を計画し，仮説が絞り込めた段階で
データ収集を終了する（実際の現場の場合，デー
タ収集可能な時間には限りがあることが多いの
で，ほかに可能性が残っていても，最も可能性が
高いもので見立てを構築する）．また，この段階
で，「課題」だけでなく，データ収集を通して見え
たクライエントの「強み」に関しても把握し，支援
計画の作成につなげる．

見立てを構築できたら，評価報告書の作成を行
う．報告書を作成する際には，ただ検査や観察の
結果を淡々と述べるだけでなく，総合所見として
適切な範囲で「見立て」，すなわち発達評価により
特定されたクライエントの「真の課題」を記述する
と望ましい．また，報告書内には，クライエント
の強みも一緒に記述しておくと，本人や保護者が
前向きな気持ちになるため，課題への積極的な対
応につながる．報告書の作成が終わったら，最後

にクライエント本人および保護者に口頭での評価
結果の共有を行う．結果を共有する際も，最初に
「良いところ」から始めると，相手の気持ちが前向
きになって結果を受け止めやすくなる．検査結果
の数値などは，そのまま話してしまうと意味がわ
からないことが多いので，必ずそれが「平均より
高いのか低いのか」など質的な評価も加えたうえ
で共有する．また，検査中の行動などによって得
点が下がってしまった場合などは，その行動に関
しても結果の共有時に触れることで，より「正確
な」評価結果の共有につながる．

2．良い面談のコツ

発達評価において，面談は情報収集の手段とし
て非常に重要である．インテーク面接のみでな
く，必要な時は追加で面談を実施することもあ
る．面談を成功させるには，いくつかコツがある．
まず，面談の際には，いきなり本題に入らずに，
天気や来所方法などに関するちょっとした会話を
すると良い．そうすることで，クライエントや保
護者の緊張がほぐれ，情報の共有が進むことが多
い．質問をする時は，専門用語などの難しい言葉
を避けて質問をするべきである．質問をした際，
面談相手が内容を理解していなさそうな場合は，
言葉を言い換えてもう一度質問をすると良い．ま
た，面談相手も，時にはわかりにくい言葉や言い
回しを使うこともあるので，そのような場合は必
ず意味をたずねておくべきである．どのような相
手との面談であれ，適時，相手の言葉を言い換え
たりまとめたりすることで，自分の理解を確認し
つつ会話を進めていくことは，非常に大切なこと
である．

3．発達評価における検査

発達評価の中心は，やはり検査である．多くの
場合，最初に行う検査は知能検査か発達検査であ
る．各組織が所有している検査は限られているの
で，用いる検査の種類は決まってしまっているこ
とが多いが，可能であるならば，使用する検査の
種類を適切に選択するべきである．たとえば，表
出言語が低すぎて物事を言葉で説明することが難

しい子どもには，WISC-V/IV を使用することは不適切であり，新版 K 式など別の検査を用いて評価を行うべきである．

また，これらの検査でわかるものは，必ずしも「知的能力」や「発達状況」そのものとは限らないことにも留意したい．むしろ，測定予定の能力以外の要素（具体例は後述）が得点に影響することも多いため，その辺りも考慮に入れつつ検査を実施して結果を解釈するべきである．筆者個人の臨床経験では，知能検査や発達検査で得られた知能指数(IQ)や発達指数(DQ)をそのまま解釈すべきケースは，実はそれほど多くないと思われる．例えば，言語能力に比べて視空間認知能力が極端に低いなど，領域間の能力差が大きい場合，「総合得点」である IQ は適切に解釈をすることはできない．また，注意力や集中力が低い，指示理解力が低い，やる気が出にくいなど，そもそも検査時に十分に能力を発揮するのが難しいクライエントの検査結果は，本来の能力が得点に反映されていない場合も多く，得点をそのまま解釈してはいけない．

発達評価では実際にどのような検査が用いられているのだろうか？ 各検査に関する詳しい解説は，橋本・青木(2018)を初めとする他の専門書をあたっていただきたいが，ここでは，臨床場面で頻繁に使われる代表的な検査をいくつか紹介する．まず，発達評価をするにあたって，現在日本で最も頻繁に使われていると考えられる検査は，ウェクスラー式知能検査である．ウェクスラー式知能検査の中で主に日本で使われているものには，児童用（5歳〜16歳用）と成人用（16歳〜90歳用）があり，それぞれ最新版は WISC-V，WAIS-IV と呼ばれている．WISC-V は総合知能である IQ のほか，「言語理解」「視空間認知」「流動性推理」「ワーキングメモリー」「処理速度」の5つの領域の知能を測定することができ，WAIS-IV は1つ前のバージョンであるため「視空間認知」と「流動性推理」が分離されておらず，「知覚推理」という1つの領域の知能として測定される．ウェクスラー知能テストは，クライエントの大まかな知的水準を知ることに使われるほか，領域間の能力差を知ることができるため，主に認知面で発生している困難さに関する「見立て」を構築することに役立つ．

ほかに頻繁に使われる検査には，新版 K 式発達検査2020がある．こちらは主に乳幼児の発達を見るために用いられる検査であり，姿勢／運動，認知／適応，言語／社会の3領域で構成されている．領域別の発達の程度を確認することができるため，各市町村の発達センターなどでよく用いられている．しかし，幼い子どもを対象としていることもあり，子どもが検査に協力的でなかった場合などは正しい数値を算出することができないため，解釈には注意が必要であるうえ，子どもが検査に全く乗らなかった場合は「結果解釈不能」などとして，発達指数を算出せず，検査時の行動の記述のみにするなど，使用時には注意が必要な検査でもある．

その他，必要に応じて様々な検査を実施することで，より正確な発達評価につながる．たとえば，コミュニケーションや対人関係に困難さが見られるクライエントの場合，ADI-R や ADOS-2 など，自閉スペクトラム症の診断評価のための検査が有用である．ADI-R は特定の項目に関する保護者への聞き取り，ADOS-2 は課題を実施することで自閉スペクトラム症の傾向とその強さを判断する検査であるが，単なる診断補助ツールではなく，「コミュニケーションのどの側面に困難さが見られているか」を調べることができるため，支援計画作成に活用しやすいツールである．注意力・衝動性などに困難さが見られるクライエントの評価には，その困難さの程度を数値化して評価できる Conners-3 や，ADHD-RS などが有用である．これらが有用なのは，質問紙であるため，保護者だけでなく学校の担任教員など複数の支援者に記入してもらうことで，様々な場面での困難さを多角的に評価できるためである．これらの「発達特性」とも呼ばれるような特徴を評価する際は，検査や質問紙，構造化面接などで直接その特徴を捉えるべきであり，決して知能検査や発達検査の得点の

偏り「のみ」で評価を行わないようにすることは留意すべき点である.

4. 発達評価における観察

クライエントの発達特性の評価, 特に行動面・感情面・社会性の評価を行う際には, 評価者による専門家目線の行動観察も非常に大切である. 検査時の行動は, クライエントの行動を反映していることも多く, 検査結果の解釈にも影響するため, 十分に注目して記録を取っておく必要がある. 特に, 幼い子どもの検査を行う際は, 様々な事情により(例:検査にのらない, 検査課題の理解ができない)検査が適切に実施できなくなることも多いため, 見立てを構築するために行動観察が非常に重要となる. 行動観察は, 検査時だけでなく, その前後でも行っておくと望ましい. 例えば, 待合室での様子や, 休憩時間の行動も評価の際の材料になる. さらに, 検査に同行した家族(保護者・配偶者など)とのやり取りも観察しておくと, コミュニケーション面を初めとした様々な情報が得られる.

検査中は主に何に注目すれば良いのであろうか? まず, 検査場所への到着時の様子を記録しておくことは大切である. 検査者に挨拶ができるだろうか? (子どもの場合)保護者と簡単に離れることができるだろうか? クライエントの体型・服装・髪型なども, 生活環境や社会性を含めた様々な情報を示唆してくれる. 検査中の姿勢や歩き方などの身体の使い方も大切な情報である. 鉛筆で書く課題を実施する場合は, 手先の使い方に関する情報も収集しておく. 検査中のクライエントのやる気や集中度合い, 検査課題の理解度は, 検査得点の解釈にも直接関わってくるので, 最重要観察事項である. やる気や集中度に関しては, 課題の種類や難易度によっても変化する可能性があるので, それらの変化の度合いも, 記録しておく. コミュニケーションに課題を抱えているクライエントの場合, 検査者との関係の築きやすさや, 言語・非言語のコミュニケーションの様子を記録しておくと良い評価材料になる. 気持ちの切り替えに困難さを抱えていると考えられるクライエントの場合, あえて途中に休憩時間を入れることで, 気持ちの切り替えがどの程度できるかを直接観察することも可能である. このように, 検査中に行動観察を実施することは, 発達評価において非常に重要な情報を得ることにつながるため, 検査中はクライエントの行動に関して, できるだけ多くのメモを取っておくと良い.

5. 見立て構築の際の注意点

見立て構築の方法に関しては, 1. 発達評価全体の流れ でも説明しているため, ここでは注意点に関していくつか述べる. 見立て構築は, アセスメントの目的(クライエントの主訴の背景にある問題の明確化および「強み」と「課題」の把握)を踏まえつつ「収集されたデータのすべてを矛盾なく説明できるような特性の解釈」を考えることが重要である. 言い換えれば, それ以外のことをしてしまうことは, 良い見立て構築にはつながらない. 例えば, 事前情報に引きずられすぎてしまうことなどである. 発達評価の状況次第では, 検査時点でクライエントに関する事前情報(特に診断名など)を得ていることもある. 目の前の情報をあからさまに無視して, 事前情報に引きずられたような解釈をしては, 正確な見立ての構築にはつながらない. また, 明らかに得点に影響する要因があったにもかかわらず, 検査の得点を「そのまま」解釈してしまうことは言語道断である. これは, クライエントの能力を必要以上に低く見立ててしまうことになるため, 非常に危険な行為である. そのほか, クライエントの「主訴の背景にある問題」を単一要因に絞りすぎてしまうことも, 適切な支援計画の作成につながらないため, すべきでないことである.

終わりに―発達評価を支援に活かすために―

ここまで発達評価の目的・内容・方法に関し, 実践的な観点から紹介した. 繰り返しになってしまうが, 発達評価の目的は, クライエントの抱えている困難さの背景を明らかにし, 強みと課題を

特定することで，適切な支援計画を立てるための情報を提供することである．そのために，特定の見方に囚われすぎることなく，多様な観点からクライエントの評価を行うことが大切である．我々評価者は，検査や面談などで取得した情報を正しく解釈し，より支援に役立つ見立てを構築するため，常に自分自身の視点や手技を振り返りながら評価に携わっていくことが必要不可欠なのではないだろうか．

文　献

1) 橋本圭司・青木瑛佳：神経発達症／発達障害のサインと判定法：適切な支援につなげるために，三輪書店，2019.
   Summary 主要な神経発達症（ADHD，ASD，SLD，DCD）を抱える児者の年齢別の特徴と判定方法が詳しく述べられている実用専門書．

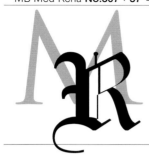

特集／神経発達症のリハビリテーション診療
―子どもから成人まで―

地域で行われているペアレンティング・プログラムの実際

坂本彩菜*

Abstract 子育ては，子どもが生まれてから成人するまでずっと続くものであり，親は日々，子どもとの関わりを重ね，時に試行錯誤しながら子どもと一緒に前進している．その中で一定の割合で第三者の支援を必要とし，我が子の「育てにくさ」をどこにも相談できず抱え込んでいる親もいる．子育ての悩みを1人で抱えやすいからこそ，子どもやその親と身近で関わりを持つことにより「育てにくさ」のサインに気づき，孤立化させないことが大切であり，その対策の1つがペアレンティング・プログラムである．ペアレンティング・プログラムは親が親として十分に機能できるように支援するプログラムの総称であり，親が子どもの理解を深め，その子どもにあった子育てを考えていくことができ，問題行動への対処や子どもの発達を促進することができる．

本稿においては，ペアレンティング・プログラムが地域で必要とされている理由や実際の取り組み，そして筆者が行っている「Positive Parenting Program～前向き子育て法～（以下 Triple P）」による実際の支援について紹介する．

Key words ペアレンティング・プログラム（Parenting Program），ペアレント・トレーニング（Parent training），トリプルピー（Triple P），育児不安（anxiety about child-rearing），子育て支援（child care support）

はじめに

小児科クリニックでは，待合室で走りまわる子や診察の順番が来ても切り替えられずスマートフォンやタブレットなどの電子機器で動画を見続ける子ども，検査や注射・処置に過剰に暴れて抵抗する子どもを見かけることがある．そんなとき，診療業務の中でペアレント・トレーニングの技法を用いて対応すると同時に「日常生活の中で困っていることがないか」と心配になり，親へ話しかけることがある．すると「外では良い子だが，家の中では癇癪がひどい」「落ち着きがなく，外を歩くとき道に飛び出さないか心配になる」「実はグレーゾーンと言われ，子どもとどう関わればいいのか悩んでいる」という日常の状況を話してくれる保護者もいる．

親は毎日，子どもとの生活の中で試行錯誤を繰り返し，その子どもにあった関わり方を考えていることが診療の場面でわかる．

親が感じる育てにくさ

実際，日々試行錯誤しながらも子育てを楽しめている割合はどのくらいだろうか．令和4年度の全国乳幼児健康診査問診回答状況[1]をもとに考察していく．

この回答は3・4か月健診，1歳6か月児健診，3歳児健診に親が記載した回答を元に算出している．

まず，「ゆったりした気分で子どもと過ごせる時間があるか」という質問に対し，「はい」と答え

* Ayana SAKAMOTO, 〒158-0096 東京都世田谷区玉川台2-12-3 医療法人社団のびた あのねコドモくりにっく

表 1. ペアレンティング・プログラムの種類

種　類	内　容
ペアレント・プログラム	精研式・肥前式ペアレントトレーニングの前段階という位置付け.「行動で考える・行動で観る」ことに特化し,母親の認知的な枠組みを修正することを目指した簡易なプログラム.
ペアレント・トレーニング　精研式・奈良方式	基本的に褒めることに慣れさせる取り組みを進める.悪循環に陥ることを止められるように親が褒めやすいものを探していき,親たちに成功感を与えて子供の行動も親の行動もコントロールできるという実感を構築していく.
ペアレント・トレーニング　肥前式	すでにある問題行動に対する行動療法的な取り組み.行動を変容するための環境調整などをしつつ観察しやすい行動や成功しやすい行動を具体的に決めてもらう.向社会的な行動・望ましい行動を増やす形で成功できるようセラピストから始めて,親が自分で工夫していけるように進めていく.これから出てくる問題に対する成功の仕方を教え,問題行動の解決のためにポジティブな行動を扱っていく.

（文献4より引用）

た割合は3・4か月児では89.5%,1歳6か月児では80.9%,3歳児では75.9%である.さらに,父親の育児参加は3・4か月児では70.9%,1歳6か月児では68.7%,3歳児では64.6%である.令和4年度に厚生労働省が出した男性育休取得率は17.1%であり,年々増えてはいるものの,子育ては母親が主で行っていることがわかる.「育てにくさを感じても対処できる親」は3・4か月児では81.2%,1歳6か月児では77.2%,3歳児では81.8%である.対処できる親の割合が80%近くいることは良い兆しではあるが,20%の親は育てにくさを感じてもどこにも相談できず1人で抱え込んでいる現状が伺える.さらに乳幼児期に体罰や暴言,ネグレクトなどによらない子育てをしている親の割合の調査をもとに,不適切な傾向が見られる子育ての割合を算出したところ,3・4か月児では5.1%,1歳6か月児では14.6%,3歳児では28.9%であった.この数値は支援を必要としている子,親の割合とも言える.

このように3歳までのデータを見ても,一定の割合で子育てに悩みを抱えている親がいることがわかる.育てにくさの要因の1つとして,定型発達であっても子どもの持つ個性(気質)や,発達の遅れや特異性が影響している可能性がある.育てにくさの気質がある子どもや発達障害のある子どもは,親から叱責や非難を受けることが多くなる

ため,自信や意欲を失いやすく,自己評価の低さや不適感が高まると二次障害としてうつや不安症,行動障害につながることもある[2].診断の有無にかかわらず,その子に合わせた子育てを考えていく必要がある.育てにくさの背景は子どもの心身の状態を含めた要因だけでなく,親の子育て経験の不足や知識不足,親の心身状態の不調などによるもの,家庭や地域など親子を取り巻く環境との関係で生じるもの,あるいは支援の不足によるものなど多面的な要素を含む[3].そのため,保健・福祉だけでなく,医療でも「育てにくさ」を把握し,適切な支援に結びつけ寄り添う社会が望まれている[3].

ペアレンティング・プログラム

ペアレンティング・プログラムは,ペアレント・トレーニングとペアレント・プログラムの2種類に分けられており,どちらもグループで行うことで親同士の支援や経験・情報の共有が期待される(**表1**).

ペアレント・トレーニングは応用行動分析(ABA)を基本に,子どもの行動の中で目標行動を定め,行動の機能分析をし,環境調整や子どもへの肯定的な働きかけを習得していくことで子どもの発達促進を行うものである[2].発達障害を始めとする「育てにくさ」を感じる親への早期支援体

制や虐待予防の一環として全国どこでも支援が受けられるよう国を挙げて普及することが望まれた[3)4)]が，有効性と安全性を維持するための研修が必要であり，実施する機関を飛躍的に増やすことができなかった．その社会的背景から厚生労働科学研究辻井班の成果を基に，精研式ペアレント・トレーニングや肥前式ペアレント・トレーニングの前段階の位置づけとして開発されたものがペアレント・プログラムであり，「行動で考える／行動で観る」ことに特化し，親の認知的な枠組みを修正することを目指した簡易的なプログラムである[4)]．

Triple P（Positive Parenting Program ～前向き子育て法～）とは[5)]

Triple P とは，ペアレンティング・プログラムの1つで Australia の The University of Queensland で Matthew R. Sanders を中心に開発された研修を受けたプロバイダーが行うペアレント・トレーニングである．Triple P は Positive Parenting Program（前向き子育て法）と呼ばれる，問題行動の見られる，またはその危険性がある思春期前（12歳以下），もしくは思春期以降（12歳～16歳）の子どもをもつ親に対する家族介入治療の1つである[5)6)]．Triple P の効果を評価する研究は長年にわたり行われており，子どもの問題行動と親の強制的なしつけの顕著な減少や，親のうつ，不安，ストレスレベルの減少，夫婦関係の向上，子育てに関する夫婦間の衝突の減少も顕著に表れている[7)]．

子どもの問題行動と子育てに関する夫婦間の意見の不一致を経験している親にとって効果があること[8)]や怒りのコントロールに問題があり，子どもを虐待するリスクのある親にとっても効果があること[9)]も実証されている．

Triple P には5段階の介入レベルがあり，発達障害であるかどうかにかかわらず，親を問題の最良の発見者であると位置づけて具体的な対応を考えていく．発達障害であっても，何か他の問題が

あっても，また目立った問題がなくても，子どもとの関わりの基本はあまり変わらず共通のものがあるというのが Triple P の考えである[10)]．研修を受けた Triple P 認定プロバイダー（以下，プロバイダー）が親に教える技術には「子どもと良い関係を作る」という前提があり，プロバイダーが時に建設的で合理的な思考を手助けしながら，親自身が考えて行動することで子育てをする親の自信につながるとされ[5)10)]，親や子どものメンタルヘルスの要素を盛り込んでいるのも特徴である．

現在，日本で導入されているプログラムは5つあり，①12歳までの子どもを持つ親を対象とした特定セミナー[11)]，②思春期の子どもを持つ親を対象としたセミナー，③軽度で単発の問題行動をもつ親を対象としたプライマリーケア Triple P，④軽度～中度の子どもの問題行動に対応できるグループ Triple P，⑤さらに深刻な問題を持つ子どもの親を対象としたステッピングストーンズ Triple P である（**表2**）．

筆者は現在日本で導入されている5つのプログラムの Triple P 認定プロバイダー資格をすべて有し，場面に応じたプログラムを提供している．

表2のプログラムの中から比較的支援時間が長く，より丁寧なプログラムである「障害のある子どもを持つ保護者向けステッピングストーンズ Triple P（以下，SSTP）」に絞ってプログラムの流れについて伝える（**表3**）．

SSTP では，はじめに5回のセッションで子どもの問題行動の要因や行動観察の仕方，5つの前向き子育ての原則をもとに構成された25の子育てスキルや使用方法を段階的に保護者に紹介する．毎回講義と参加者同士のスキルの練習を合わせて行い，セッションの終わりに「今回習った技術の中で次のセッションまでに意識して行うこと」を参加者それぞれが設定し，自宅での宿題とする．5回のセッションの後，習った技術を日常で上手く使えているかを3回の個別セッションで支援し，最後にまとめのセッションを行い，プログラムを修了とする．

表 2. Triple P システムの支援レベル

支援の強度	プログラム名	対　象	参加人数	セッション回数	特　徴
レベル 1 全ての家族					メディアによる啓発
レベル 2 問題には至っていない 一般的な育児相談	特定 Triple P	12 歳までの子ども を持つ親. 入園・入 学させる前の移行プ ログラムとして特に 有効	20 人以上	3 セミナー(60 分間の説 明＋30 分の質疑応答)	子どもの深刻な行動, 感 情の問題の発生を阻止 するのが目的. グルー プ Triple P など, より高 い介入レベルを修了し た親に補足プログラム, 再教育プログラムとし て用いることも可能[11].
レベル 2 問題には至っていない 一般的な育児相談	特定ティーン Triple P	12 歳〜16 歳の思春 期の子どもを持つ 親. 問題行動はやや 断続的で深刻さは軽 度から中等度	20 人以上	3 セミナー(60 分間の説 明＋30 分の質疑応答)	単発的な問題行動にう まく対処するための健 康増進対策・早期支援対 策としてデザインされ ている[6].
レベル 3 単発の問題行動	プライマリケア Triple P	12 歳までの子ども を持つ親. 問題の程 度は軽度から中程度	個別	4 セッション(各 30 分)	子どもの行動や発達に ついて軽度で頻繁に起 こっていない心配のあ る親を対象にした, より 集中的, 選択的な予防 法. 習得した知識や技術 を対象としなかった行 動や他の兄弟姉妹にど のように応用するのか 親に指導するための一 般化促進の方法に組み 込まれる[12].
レベル 4 複数の問題行動が影響 しあっている状況	グループTriple P	2〜12 歳の子どもを 持つ親. プログラム に興味のある親なら 誰でも参加可能	10〜12 人	8 セッション(2 時間×5 セッション＋3 回の個別 フォロー)	問題行動を持つ子ども の親のためなら早期介 入治療法として効果を 発揮. ADHD の対応は このプログラムでも可 能. 親同士の交流を通し て, 互いの子育て経験を ノーマリゼーションす る機会にもなる[13].
レベル 4 複数の問題行動が影響 しあっている状況	ステッピング ストーンズ Triple P	2〜12 歳の子どもを 持つ親. プログラム に興味のある親なら 誰でも参加可能だ が, 障害を持つ子ど もへの順応が含まれ ている.	10〜12 人	8 セッション(2 時間×7 セッション＋3 回の個別 フォロー)	現在問題行動がある, も しくは将来発症する危 険性がある思春期前の 障害のある子どもを持 つ家族介入プログラム. 破壊的な行動や種々の 発達障害のある子ども に受け入れられ, 効果が あることが実証されて いる[5].
レベル 5 子どもの問題行動とよ り複雑な環境を同時に 持つ					日本ではまだ導入され ていない

(文献 5 より引用)

表 3. ステッピングストーンズ Triple P の流れ

セッション 1	前向き子育てとは	グループで活動する
		前向き子育てとは
		問題行動の要因
		変化への目標
		子どもの行動を記録する
セッション 2	子どもの発達を促す	子どもとの建設的な関係を作る
		好ましい行動を示す
セッション 3	新しいスキルや行動を教える	新しい技術や行動を教える
		問題行動を取り扱う
セッション 4	問題行動の取り扱い方としつけの手順	問題行動を取り扱う(続き)
		しつけの手順を作る
		行動チャートを完成させる
セッション 5	前もって準備をする	家族のサバイバルチップ
		ハイリスクな状況
		計画された活動の手順
		電話セッションの準備
セッション 6~8	習ったことを実践していく	
セッション 9	プログラム修了にあたって	家族のサバイバルチップ
		プログラムを終える
		進歩を確認する
		変化を維持する
		予想される問題の解決をするために
		今後の目標
		修了のあたってのアセスメント

(文献 5 より引用)

クリニックで行うペアレント・トレーニングの実際

筆者が働いている小児科クリニックは一般外来診療のほか,発達障害の専門外来を有しており,筆者は一般外来で看護師として働きながら,ペアレンティング・プログラムを行っている.親の知識,スキル,自信を伸ばすことで子どもの行動,情緒,発達の重度の問題を予防すること[5]が Triple P の目的であるため,SSTP の対象者は診断の有無は重視せず,受講したいと思えば誰でも参加できるものとしている.

実際に受講を希望した親が持つ子どもは,すでに発達障害の診断がついている子どももいれば,専門外来の受診を悩んでいる子どももいた.子どもの年齢は就学前後が多く,受講の動機として癇癪や切り替えの苦手さに関する悩みが多かった.

プロバイダーはプログラム開始前にそれぞれの家庭の状況を把握するために面談をし,アセスメントを行う.参加する親とそのパートナーにアセスメント用紙を渡し,記入してもらうことで家庭の状況を把握するとともに,希望するプログラムが妥当であるかを検討する.どの質問紙を用いてアセスメントを行うかは,各プロバイダーによって多少違いがあるが,筆者が使用しているアセスメントは,発達行動チェックリスト(DBC),長所短所調査票(SDQ),ペアレンティングスケール(PS),子育て課題チェックリスト(PTC),人間関係の質指数(RQI),抑うつ不安ストレススケール(DASS)の6つである.

プログラム開始前の面談と質問紙を通して,子

ども・親それぞれの現状を考察すると，子どもの問題行動の要因や子どもを取り巻く環境が見えてくる．親は子どもの「問題行動に困っている」と相談にくるが，実際には問題行動以外で仕事やパートナーとの関係，親自身の体調不良など高ストレスな環境にいることがあり，子どもにとってのキーパーソンである親の休息が必要な例は少なくない．プロバイダーはアセスメントをもとに，似たような境遇の親同士でグループを組むことでプログラムの最適化を行い[4]，同じような立場や課題に直面する参加者同士で支え合えるよう配慮している．

初回のセッションでは緊張した面持ちの参加者も多いが，回数を重ねるごとに徐々に表情が明るくなっていく．子どもの行動観察を通して，「子ども側の状況や気持ち」「自分の行動の癖やスキルの少なさ」に気づくことができ，さらには「昔の自分と同じだ」と気づく親もいる．「自分は幼少期に診断されていないが，子どもと同じ経験をしていた」「幼少期の自分がされていたしつけを子どもにも同様にしてしまっていた」など，子どもとの関わりを客観的に見ることで自分の行動を知るきっかけにつながることもある．

子どもとの関係が少しずつ良好になり「以前は子どもに学校のことを聞いても話してくれなかったのに，子どもの方から学校での出来事を話してくれた」「問題だと思っていた行動が見られなくなった」「今までイライラした時，物にあたっていたが，今は自らクールダウンにいき気持ちを落ち着けてから親に謝ってきた」などの前向きな変化を報告してくれる親もいる．

プログラム修了時は，受講前後の変化を確認するために同じ質問紙を用いてアセスメントを行い，さらにクライアント満足度調査表（CSQ）を用いて，プログラムの質の改善に努めている．

プログラム受講後，子育てに対する自信度を測るPTCでは37人中，行動的自己効力感は83.8％，状況的自己効力感は73％に上昇が見られた．DASSでは25人中，抑うつは56％，不安は52％，

ストレスは60％が軽減したと回答した．

そして驚くことにパートナーとの関係性を示す数値も36人中25人（69.4％）に改善を認めている．ある受講者は「夫婦で参加したことで問題の共有・解決策の一致ができた」と話しており，このプログラムを通して，夫婦で子育てに関する意見交換を行い，Triple P の考えをベースに夫婦で同じ方向を向くことができたことが理由の1つであると考察される．Martina Zepp による研究の中で子どもの問題行動が時間の経過とともに親の関係の質に影響を与える可能性があること，子どもの問題行動を減らすように設計された予防プログラムが，夫婦関係の質を強化するという付加価値をもたらす可能性を示唆している[14]．ペアレント・トレーニングでは，今困っている状況をどうにか改善したいという親の気持ちに寄り添い，親自身で解決できるよう一緒に考え支援することと，同時に子どもの自尊心や問題解決能力が育つ環境を支援することができる．しかし，ペアレント・トレーニングを受ければ問題がすべて解決するわけではない．育てにくさの要因が少しずつ改善してもなお，困る場面が多いのであれば，それは「専門家の支援が引き続き必要である」ということである．筆者はペアレント・トレーニングを行いながら，専門家への紹介も同時に検討している．

神経発達症という「診断」よりも大切なこと

筆者が，地域のかかりつけクリニックでペアレンティング・プログラムを行っている理由は「もっとカウンセリングを身近にしたい．気軽に相談できる場所を増やし，悩む親・子を孤立させない」という想いがあったからである．そのため，親だけでなく，子どもだけでもなく，両者を支援する架け橋のような存在になりたいと思い，活動を続けている．子育てをしていると自分の子育てに不安を感じたり，悩んでいる子どもへの接し方に悩んだりと様々な状況で子どもへの関わり方について悩むことがある．地域クリニックで行うペアレンティング・プログラムは比較的早期介入で

きる支援であり，その時々で相談しやすい窓口があると小さな問題のうちに解決ができることもある．

ペアレンティング・プログラムを受ければ，子育てを完璧に行えるというわけではないが，課題が1つ解決したあとも環境の変化や子どもの成長に伴い，親は新たな子育ての課題と向き合うことができる．プログラムに参加して得るスキルや考え方は受講後も日常生活を送るうえでのヒントとなり，親と子どもの明るい未来に向けての基盤作りの1つとなる．たった数か月のプログラムで学んだことをこの先の未来に向けて続けていくためには，いつでも「会える」「相談できる」場所に支援者としていることは，保護者の安心感につながると考えている．

同じような気持ちで活動をしているペアレティング・プログラムの支援者は保健・福祉・医療の現場やNPO法人など全国各地にいる．些細なことでも子育てに困り感がある方，子どもとの関わりに自信が持てない方に出会った際には「今困っている子どもとの関わり方の相談に乗ってくれる場所」として，ぜひペアレンティング・プログラムを紹介していただきたい．

文 献

1) 子ども家庭庁ホームページ：令和4年度母子保健事業の実施状況等について．乳幼児健康診査問診回答状況，2024.
2) 下山晴彦ほか：公認心理師のための「発達障害」講義（臨床心理フロンティア）．下山晴彦ほか編，188-190，2018.
   Summary 公認心理師として知っておくべき発達障害について学べる1冊.
3) 厚生労働省ホームページ：67(2)重点課題 ア 育てにくさを感じる親に寄り添う支援，67-76，2013.
4) NPO法人アスペ・エルデの会／中京大学現代社会学部教授 辻井正次：楽しい子育てのためのペアレント・プログラムマニュアル．厚生労働省ホームページ，1-3，2014.

5) Sanders MR, et al：障害のある子どもをもつ家族のためのグループ ステッピングストーンズ・トリプルP. Sanders MR, et al編，ファシリテーターマニュアル，1-281，トリプルPインターナショナル社，2009.
6) Sanders MRほか：特定ティーンTriple P. Alan Ralph, et al編，ファシリテーターマニュアル，ix，3-5，23-24，トリプルPインターナショナル社，2006.
7) Zubrick SR, et al：Prevention of child behavior problems through universal implementation of a group behavioral family intervention. *Prev Sci*, **6**：287-304, 2005.
8) Ireland JL, et al：The impact of parent training on marital functioning A comparison of two group versions of the Triple P-Positive Parenting Program for parents of children with early-onset conduct problems. *Behavioral and Cognitive Psychotherapy*, **31**：127-142, 2003.
9) Sanders MR, et al：Does parental attributional retraining and anger management enhance the effects of the Triple P-Positive Parenting Program with parents at risk of child maltreatment. *Behavior Therapy*, **35**：513-535, 2004.
10) 加藤則子ほか：「ちょっと気になる」から「軽度発達障害まで」トリプルP〜前向き子育て17の技術〜．加藤則子ほか編，1-116，診断と治療社，2010.
    Summary 前向き子育ての原則や各スキルについてTriple Pの特徴を踏まえ，わかりやすく紹介している.
11) Sanders MRほか：特定トリプルP. Matthew R. Sandersほか編，ファシリテーターマニュアル，viii，3-23，トリプルPインターナショナル社，2005.
12) Sanders MRほか：プライマリケアトリプルP前向き子育てプログラム．Matthew R. Sandersほか編，ファシリテーターマニュアル，3-11，トリプルPインターナショナル社，1999.
13) Sanders MRほか：ファシリテーターマニュアル グループトリプルP前向き子育てプログラム．Sanders MRほか編，vi-vii，3-26，トリプルPインターナショナル社，1998.
14) Martina Z, et al：Improved child problem behavior enhances the parents', *J Fam Psychol*, **30**(8)：896-906, 2016.

運動器臨床解剖学 改訂第2版

―チーム秋田の「メゾ解剖学」基本講座―

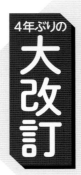

4年ぶりの大改訂

編集 東京科学大学
秋田恵一　二村昭元

2024年5月発行　B5判　248頁
定価6,490円（本体5,900円＋税）

「関節鏡視下手術時代に必要なメゾ（中間の）解剖学」がアップデート！

肩、肘、手、股、膝、足を中心に、今までの解剖学の「通説」を覆す新しい知見をまとめた第1版に、その後のさらなる研究で判明し得た新知見を追加し大幅にボリュームアップしました。初めてお手に取りいただく先生にはもちろんのこと、第1版をお手元にお持ちの先生にも必ずまた新たな発見があるはずです。

目次

I章　総論
チーム秋田の臨床解剖学とは

II章　各論＜部位別トピックスと新たな臨床解剖学的知見＞

肩関節の解剖
1. 肩関節包による肩関節安定化
2. 肩甲帯を支配する神経の解剖
3. 腱板前上方断裂に関する解剖
4. 腱板後上方断裂に関する解剖
5. 小円筋の臨床に関係する解剖と筋活動
6. 肩鎖関節脱臼に関する解剖
7. 小胸筋に関する解剖

肘関節の解剖
1. 肘関節の安定性に関する前方関節包の解剖
2. 肘関節外側部の安定化
3. 肘関節内側部の安定化

手関節の解剖
1. 母指MP関節尺側側副靱帯損傷に関する解剖
2. 母指CM関節の安定化に関する解剖
3. 方形回内筋の解剖
4. 橈骨遠位端掌側部の骨形態
5. 三角線維軟骨複合体の解剖

股関節の解剖
1. 股関節手術に必要な短外旋筋群の解剖
2. 股関節包前上方部に関する解剖
3. 輪帯の解剖
4. 中殿筋腱断裂に関する解剖
5. ハムストリング筋群，特に大腿二頭筋の長頭と半腱様筋の起始部の特徴
6. 骨盤底筋と股関節周囲筋の機能的関わり

膝関節の解剖
1. 下腿前面の皮神経の分布と鵞足周囲の筋膜の層構造
2. 前・後十字靱帯の解剖
3. 内側膝蓋大腿靱帯の解剖
4. 膝関節の前外側支持組織の解剖

足関節の解剖
1. 足関節の外側靱帯損傷の解剖
2. 足根洞症候群と距骨下関節不安定症に関する解剖
3. 成人扁平足の病態と足関節の内側安定化機構
4. シンデスモーシスの解剖

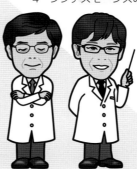

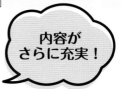
内容がさらに充実！

全日本病院出版会
〒113-0033　東京都文京区本郷3-16-4　Tel:03-5689-5989
www.zenniti.com　Fax:03-5689-8030

特集／神経発達症のリハビリテーション診療
　―子どもから成人まで―

読み書き障害の子どもへの支援の実際

玉井　智*1　橋本圭司*1,2

Abstract　限局性学習症（SLD）は，全般的な知的能力には問題がないにもかかわらず，読み書きや算数などの特定分野の学習に，著しい困難を生じる障害のことである．ディスレクシアは，SLDの1つのタイプとされ，全体的な発達には遅れはないのに文字の読み書きに限定した困難があり，そのことによって学業不振が現れたり，二次的な学校不適応などが生じたりする障害である．医療の現場では，① 知能検査（WISC-Vなど）を実施し，児童の認知能力を測定する，② 標準化された検査（STRAW-RやKABC-Ⅱなど）を実施し，学習習得度を測定する，③ 検査結果報告書の作成と家族へのフィードバック，④ 学校への情報共有と必要に応じた社会支援，などによって行われることが多い．

Key words　限局性学習症（specific learning disorder；SLD），ディスレクシア（dyslexia），神経発達症（発達障害）（neurodevelopmental disorders）

はじめに

　読み書き障害など，学習面の苦手さを表す用語，関連する症候群は，読み書き困難，読み書き障害，学習障害，限局性学習症，ディスレクシア，ディスグラフィアと多岐にわたる．学習面のつまずきの多くがこの「読み書きの困難さ」によるとされており，このような学習面のつまずきが注目されるきっかけが2002年ならびに2012年の文部科学省調査「通常の学級に在籍する発達障害の可能性のある特別な教育的支援を必要とする児童生徒に関する調査」[1]であり，担任教諭に対する質問紙調査に基づく，4.5％の学習面につまずきを見せる児童の存在による[2]．地域のリハビリテーション診療に関わっていると，自閉スペクトラム症（autism spectrum disorder；ASD）や注意欠如・多動症（attention deficit hyperactivity disorder；ADHD）のみならず，限局性学習症（specific learning disorder；SLD）の児童に出くわすことが年々増加している印象である．本稿では，地域医療における読み書き障害を抱えた子どもに対する支援の実際について紹介する．

ディスレクシア

　ディスレクシアは，学習障害の1つのタイプとされ，全体的な発達には遅れはないのに文字の読み書きに限定した困難があり，そのことによって学業不振が現れたり，二次的な学校不適応などが生じたりする障害である．知的能力の低さや勉強不足が原因ではなく，脳機能の発達に問題があるとされている．そのため発達障害の学習障害に位置づけられており，2013年に改定された米国精神医学会の診断基準（DSM-5）では，限局性学習症（いわゆる学習障害）のなかで読字に限定した症状を示すタイプの代替的な用語としてdyslexia（ディスレクシア）を使用しても良いことになっ

---
*1 Satoshi TAMAI, 〒 227-8518　神奈川県横浜市青葉区藤が丘2-1-1　昭和大学藤が丘リハビリテーション病院
*2 Keiji HASHIMOTO, 同, 准教授／医療法人社団圭仁会はしもとクリニック経堂, 理事長

表 1. ディスレクシアの初期症状

読字障害	・幼児期には文字に興味がないし，覚えようとしない ・文字を一つ一つ拾って読む(逐次読み) ・語あるいは文節の途中で区切ってしまう ・読んでいるところを確認するように指で押さえながら読む ・文字間や行間を狭くするとさらに読みにくくなる ・初期には音読よりも黙読が苦手である ・一度，音読して内容理解ができると二回目の読みは比較的スムーズになる ・文末などは適当に自分で変えて読んでしまう ・本を読んでいるとすぐに疲れる(易疲労性)
書字障害	・促音(「がっこう」の「っ」)，撥音(「とんでもない」の「ん」)，二重母音(「おかあさん」の「かあ」)など特殊音節の誤りが多い ・「わ」と「は」，「お」と「を」のように耳で聞くと同じ音(オン)の表記に誤りが多い ・「め」と「ぬ」，「わ」と「ね」，「雷」と「雪」のように形態的に似ている文字の誤りが多い ・画数の多い漢字に誤りが多い

(文献 3 より引用)

た．読字に困難があると当然ながら書字にも困難がある．そのため本邦では発達性読み書き障害と呼ばれることもある．**表 1** に初期症状の例を示した[3]．

SLD の診断基準[4]

A．症状と継続時間

SLD は，複数の基準を用いて診断が行われる．DSM-5 の診断基準 A によると，学習の困難さに関する症状として，

・不的確または速度が遅く，努力を要する読字
・読んでいるものの意味を理解することの困難さ
・綴字(ていじ)の困難さ
・書字表出の困難さ
・数字の概念，数値，または計算を習得することの困難さ
・数学的推論の困難さ

の 6 つのいずれかがあることとされている．

最初の 2 つは「読み」，次の 2 つは「書き」，そして最後の 2 つは「算数」に関する困難さであり，それぞれさらに 2 分野ずつに分かれている．すなわち，「読み」は「文字や単語の特定」と「読解力」，「書き」は「文字や単語の書字」と「文や文章の作成」，「算数」は「数や計算方法の理解」と「文章題」である．

これらのいずれかで，6 か月以上継続して困難さが見られるかどうかが，診断には必要となる．ただ，「困難さ」は本人の問題ではなく，教え方の問題である場合も多いので，「介入が提供されているにもかかわらず」という但し書きが加わる．すなわち，適切な支援によって困難さがなくなる場合，SLD とは診断されない．

B．症状の度合い

診断基準 B は，症状の度合いに関して定義している．生徒本人や教員の主観によって，「国語(算数)」ができない」というのみでは診断できず，そのような実際の学習現場などでの「困り感」に加えて，標準化された個別施行での到達度検査を含む臨床評価で，結果が同年齢平均よりも著しく低い必要がある．

C．学習困難が見られる時期

診断基準 C は，発症時期に関するものである．ほかの神経発達症の場合，症状は日常生活すべての場合に及ぶため，症状が低年齢から見られることが診断基準とされているが，SLD の場合，症状は読み・書き・算数の能力が必要な場面に限定され，さらに成育環境によってはそれらの能力に対する要求水準が低く，障害があることがわからない可能性もある．

D．除外基準

診断基準 D では除外基準が列挙されており，学習の困難さは ① 知的能力障害(ID)，② 非矯正視力や聴力，③ ほかの精神疾患や神経学的疾患，④ 心理社会的な逆境，⑤ 教育に用いられている言語能力の低さ，⑥ 不適切な指導方法，などでは説明できない必要がある，とされている．

表 2. K-ABC-Ⅱのメリット・デメリット

メリット	デメリット
・WISC-Ⅴに次いでよく使われている ・多くの専門職の間で結果を共有しやすい ・経過観察を行ううえで，結果の変化を解釈しやすい ・認知能力と学習の習得度を，直接比較できる	・一定以上の指示理解力がないと，知能が正しく測定 　できない ・検査時間が長い ・実施には専門的なトレーニングを要する

（文献 4 より改変して引用）

読み書き障害の診断の手順[4]

1．検査を開始する前の確認事項

学習困難に関する詳細検査をする前に，視力・聴力に関して確認をしておく．最後に行った検査日時について，保護者に尋ね，過去 1～2 年以内に検査が行われていないかどうか確認する．視力または聴力に問題が認められた場合は，矯正を行ったうえでしばらく学習の様子を観察し，それでも学習困難が続くようであれば，詳細検査を改めて開始する．

2．知能検査をベースとした知的能力障害の鑑別

標準化された知能検査（例：WISC-Ⅴ）を実施し，生徒の認知能力を測定する．全般的知的発達を把握するうえで，読み書き困難を主訴とする場合は田中ビネー知能検査Ⅴなどの比率 IQ を算出する検査ではなく Wechsler Intelligence Scale for Children-Fifth Edition（WISC-Ⅴ）といったウェクスラー系知能検査が推奨される．これは ① 学習面のつまずきによる二次的な知識や技量の習得の問題と潜在的な知的発達の要因を別個に捉えやすい，② 個人の要素的な認知機能障害の手がかりを 4 つ（WISC-Ⅴでは 5 つ）の指標から得ることができるためである[2]．

知能指数（IQ）が 70 を切るなど，認知能力が同年代平均値よりも著しく低かった場合は，適応行動などの評価も行いつつ，知的能力障害（ID）の診断も考慮する．

IQ が高かったり，学業以外の社会生活で支障が見られないため，ID である可能性が低かったりする場合は，SLD の可能性を念頭に置いて検査を継続する．その際，追加の検査項目を決定し支援計画を作成するため，認知プロフィールの確認や，

検査中の行動観察などを行う．

3．到達度検査

標準化された到達度検査を使用して，個別検査を行う．日本では主に，音読検査（特異的発達障害診断・治療のためのガイドライン）や改訂版標準読み書きスクリーニング検査（STRAW-R）[5]が用いられることが多い．

4．KABC-Ⅱ

日本語版 Kaufman Assessment Battery For Children Second Edition（KABC-Ⅱ）は認知検査であり，継次処理や同時処理といった認知尺度に合わせて，読み書きなどの到達度に関して標準化されたスコアを算出し比較することができる利点を持つ．また，対象年齢も 2 歳 6 か月～18 歳 11 か月とやや広く，Cattell-Horn-Carroll（CHC）モデルに基づいた各種スコアも算出可能である[2]．

KABC-Ⅱは，小学生以上に対しては，日本ではWISC-Ⅴに次いでよく使われている認知検査であろう．年齢に関係なく同一の課題を用いること，検査にある程度の時間がかかることなどから，WISC-ⅤとKABC-Ⅱは共通した長所と限界を持っている．KABC-Ⅱの独自の長所としては，認知能力と学習の習得度を直接比較できる，というものがある．**表 2** にKABC-Ⅱのメリット・デメリットを示した[4]．

検査結果報告書の作成とフィードバック

次頁に，筆者らが実施・作成した STRAW-R の検査結果報告書（レポート）の実例を**図 1**に示した．本検査は，読み書きの到達度の把握，読み書き障害の検出に有用であり，臨床でよく用いられる．検査時には「読み」「書き」「計算（算数）」課題を全て実施し，学習の習得状況の全体像を把握することが望ましい．だが，筆者らは，問診時に得ら

お名前	○○　△△　様　　　　男児		利き手（書字）	右手
生年月日	○年○月△日		検査時年齢	11歳×か月
検査日	○年×月×日			
検査項目	改訂版　標準　読み書きスクリーニング検査			
主　訴	・読み書き全般的に苦手さがあるが，徐々に読む力，書く力がついてきた．今後の支援にあたって現在の読み書きの力を把握したい．			

○　検査時の様子

検査室へはお母さまと一緒に来室されました．検査開始時にはスムーズに取り組む姿勢を作り，また，課題の教示理解は標準的で，1回の説明で検査に取り組むことができていました．今回の検査でも，文字を見ること自体に苦手さがあり，「あー」「まだあるのー」などと言いながらも，△△さんなりに熱心に取り組んでくれていました．検査終了後は相当疲れたためか，検査室の床にしばらく寝そべる様子もみられました．

　文字学習に関しては，自宅などで△△さんのペースで取り組まれているとのことでした．ただ，中でもカタカナと漢字への苦手意識が非常に強く，今回の検査では，△△さんと相談しながら実施課題を決め実施しました．検査所要時間は約45分でした．

○　検査結果

検査課題				検査結果	平均±標準偏差	基準値との差
RAN				13.2秒	10.3±2.3	1 SD
流暢性	単語	ひらがな		41.6秒	17.1±3.4	2 SD
		カタカナ		44.4秒	16.4±3.4	2 SD
	非語	ひらがな		45.3秒	23.8±4.5	2 SD
		カタカナ		44.9秒	24.4±6.0	2 SD
	文章			161.4秒	56.2±10.4	2 SD
正確性	音読	漢字		—	109.2±10.4	—
		1文字	ひらがな*	18/20	20.0±0.2	2 SD
			カタカナ	—	19.8±0.4	—
		単語	ひらがな*	19/20	20.0±0.2	2 SD
			カタカナ*	15/20	19.8±0.4	2 SD
		漢字		—	18.2±1.5	—
	書取	1文字	ひらがな*	19/20	19.8±0.6	1 SD
			カタカナ	—	18.4±2.1	—
		単語	ひらがな*	16/20	19.2±1.3	2 SD
			カタカナ	—	18.5±2.2	—
		漢字		—	14.9±4.6	—

※正確性検査については，＊のある検査課題のみ実施しました．
※※結果は小学5年生平均との比較で評価をしています．

図 1. 検査結果報告書（読み書き）

れた主訴，現在の学習の様子，参考資料（ノートやテストなど），また，子どもの負担などに応じて実施課題を調整して使用することがある．

　報告書の内訳は，「検査時の様子」「検査結果」「結果のまとめと今後の支援のご提案」の3つから構成されている．検査結果報告書は，数字の羅列で終わらないように，また，その後，教育現場の人たちの目に触れることを意識しながら，客観的かつ具体的な記述を心がける必要がある．特に，読み書き障害の当事者たちがよく感じている易疲労性については，標準的な検査法が存在しておらず，検査中の様子からそれを表現する必要がある．そして通常，検査結果の説明は，医師または検査を担当した言語聴覚士が前述のレポートを用いて行う．

　説明の際には，専門用語は避け，可能な限り平

○結果のまとめと今後の支援のご提案

◆ 今回は，△△さんの検査負担を考慮し，読み書きに関する課題のみとし，流暢性検査（単語，非語，文章を正確に素早く読む），正確性検査（書かれている文字（1文字や単語）を正確に読む，聞き取った文字やことばを正確に書く）を実施しました．実施したほぼ全ての課題で，学年平均との比較において習得に有意な遅れがある結果となりました．

◆ ひらがな，カタカナ，漢字の中では，ひらがなの読み書きが最も負担が少なく取り組むことができるようでした．しかし，ひらがなでも，読み課題では読み直しが頻繁にあり，書き課題では文字を思い出しながら時間をかけながら取り組むなど，努力的な反応がみられました．

◆ ひらがな読みの際，1文字から2文字の単語（『さけ』『えき』など）では比較的スムーズに読めていましたが，3文字以上になると1文字ずつ拾うような読み方（『ほ・う・き』）になる様子がありました．

◆ ひらがなでも，読み方が特殊な文字（『きゅ』のように小さい文字（拗音）などの場合）の読みは，今後，正確性が高まることが期待されます．

◆ カタカナ読みでは，2文字単語でも読み誤り，繰り返し読みが頻繁にみられました．

◆ ひらがな，カタカナともに文字列を見て，衝動的に読み始めてしまい，その後，読み直す反応が複数ありました．

◆ 今後はまず，△△さんの学習へのモチベーションを考慮しながら，ひらがな2～3文字程度の単語の読み練習から始め，正確かつスムーズに読める文字や単語を増やしていただくことが望ましいと思われます．

◆ 読みの練習では，△△さんがすでに知っている単語の絵カードを準備し，そこに文字を添えて示すなどの方法がありますが，△△さんと一緒に取り組みやすい方法を検討いただくことがよいでしょう．

◆ 特殊な文字（拗音文字（小さい『ゃ・ゅ・ょ』）や促音文字（小さい『っ』）など）の規則性を習得し，読みの正確性とスムーズさを高めていただくことも重要です．△△さんにとって馴染みのある物や好きなキャラクターの絵―写真―文字をセットにし，読みの練習をしていただくと，負担が低減できるかもしれません．

◆ 読みの練習の際には，チェックシートを作り，『今日読めた文字』を可視化して，スモールステップで成功体験を積み重ねていただくことも有効と考えます．

◆ また，絵本の読み聞かせなどを通して，文の形やことばの意味学習の機会を作ること，その日にあった出来事を絵日記などにして表現の力を育てる機会を作ることも重要です．

◆ カタカナと漢字については，苦手さが強いため，ICTや文字学習アプリを活用し，慣れ親しむことから始めていただくことがよいと思われます．

　最後になりましたが，苦手なことにもチャレンジする姿勢が育ちつつあることは，△△さんの強みであると考えます．文字を読むこと，文字を読み情報を得ることは，個人差はありますが今後の生活には欠かせません．チャレンジする力が育ちつつある中で，△△さんの過度な負担にならぬよう，学習の量，内容を調整し，学習への耐久性をさらに高めながら，文字学習・ことばの学習を進めていただければと考えます．

以上簡単ではありますがご報告いたします．

言語聴覚士　玉井　智

図1のつづき．検査結果報告書（読み書き）

易な言葉を使うよう努める．内容面では，到達度に遅れが認められた側面とともに，個人の中で比較的得点が高かった検査課題，また，子どもがスムーズに取り組めていた内容，取り組み方も含め行動面で強み・長所と思われる点を必ず伝える．子ども自身も家族も，自分たちなりに試行錯誤し，苦悩する中，ようやく検査の場に辿り着いたという場合が多い．これまでの家庭や学校などでの取り組みも聞き出し，それを労いつつ，今後に向け，具体的な対応方法と環境（教育機関や福祉制度など）からの支援の必要性について一緒に検討していくことが重要である．

学校への情報共有と社会支援

　筆者らの場合，家族と本人からの承諾が得られた場合，検査結果報告書のコピーを学校の担任もしくはスクールカウンセラーなどと共有することを推奨している．読み書き障害の存在を，主観で

はなく，客観的数値で示すことは，学校現場で，理解ある合理的配慮を受けるために有用であると考えているからである．

また，SLD やほかの神経発達症の存在が確認された場合，あくまでも必要に応じてではあるが，自治体から発行される障害福祉サービスを利用するための受給者証の取得，精神障害者保健福祉手帳の申請などをすすめる．学校を含めた社会からの合理的配慮を受けやすくする環境を整えることも一案であろう．

まとめ

読み書き障害の子どもの支援に当たる際には，まず，p.46 に示した除外基準に合致するかを検索する．そして，① どのような認知特性の結果として読み書き障害が生じてきているのかについて把握すること，② 読み書きスキルのうち，流暢性と正確性の評価，また，取り組み方，易疲労性などの行動面を捉えることが大切と考える．そのうえで，明らかな困難さを認めた場合，読み書きの支援に詳しい専門家（言語聴覚士など）に支援・アドバイスを求めることに加え，子どもの主たる学びの場である教育現場への情報提供も行い，合理的配慮について理解を求めることが重要である．

読むことによって様々な情報を得て知識を蓄積すること，書くことによって自身の考えや思いを表現することは，生涯にわたって必須なことであり，社会参加の仕方，自己実現にも大きな影響を与える．読み書きが自由にならないことは，自己効力感や自尊感情の低下を引き起こすことにもつながる可能性がある．また，読み書き障害も他の神経発達症同様，他の障害，症状が併存している場合が少なくない．したがって，読み書きの困難さを抱える子どもに関わる際には，子どもが示す様々なサイン（徴候）や読み書きの困難さの背景要因について思いを巡らせ，また，心理面，社会参加面にも目を配りながら，ライフステージに沿って当事者や家族との「つながり」を継続し，支援することが求められる．

文　献

1) 文部科学省：通常の学級に在籍する発達障害の可能性のある特別な教育的支援を必要とする児童生徒に関する調査結果について．平成 24 年 12 月 5 日
〔https://www.mext.go.jp/a_menu/shotou/tokubetu/material/1328729.htm〕（2024 年 10 月 21 日アクセス）
2) 川崎聡大：特集言語障害のリハビリテーション 読み書き障害．総合リハ，**50**：1339-1350，2022．
3) 国立成育医療研究センター：ディスレクシアとは．
〔https://www.ncchd.go.jp/hospital/sickness/children/007.html〕（2024 年 10 月 21 日アクセス）
4) 橋本圭司，青木瑛佳，神経発達症／発達障害のサインと判定法，46-51，94-104，三輪書店，2019．
5) 宇野　彰ほか：改訂版 標準 読み書きスクリーニング検査—正確性と流暢性の評価—，インテルナ出版，2017．

Monthly Book MEDICAL REHABILITATION

リハビリテーション診療に必要な動作解析

No.289
2023年7月
増刊号

編集企画
総合東京病院リハビリテーション科センター長
宮野佐年

好評

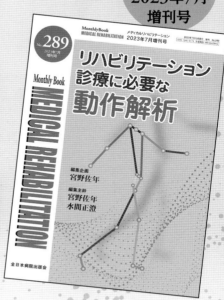

リハビリテーション診療の現場で必要な四肢体幹の機能解剖や日常生活動作の動作解析を、頚部から足の先まで、各分野のエキスパートが臨床的な観点から網羅して解説。明日のリハビリテーション診療に必ず役立つ完全保存版です！

B5 判　206 頁
定価 5,500 円
（本体 5,000 円＋税）

CONTENTS

- 動態解析とリハビリテーション
- 歩行分析法
- 正常歩行の観察
- 歩行と代償動作
- 理学療法と動作解析
- 作業療法と動作分析
- 短下肢装具と歩行解析
- 頚椎の機能解剖
- 頚部痛と手のしびれのリハビリテーション診療
- 腰椎の機能解剖
- 腰椎の障がいとリハビリテーション診療
- 肩関節の機能解剖
- 肩の障害とリハビリテーション診療
- 肘関節の機能解剖
- 肘の障害とリハビリテーション診療
- 手・手指の機能解剖
　―リハビリテーションに必要な手・手指の機能解剖について―
- 手・手指の障害とリハビリテーション診療
- 股関節の機能解剖と動作解析
- 変形性股関節症のリハビリテーション診療
　―保存療法とリハビリテーション治療―
- 大腿骨近位部骨折のリハビリテーション療法
- 膝関節の機能解剖
- 前十字靱帯損傷のリハビリテーション診療
- 変形性膝関節症のリハビリテーション診療
- リハビリテーション診療に必要な足関節の機能解剖
- 足関節障害の診断とリハビリテーション

 全日本病院出版会

〒113-0033　東京都文京区本郷 3-16-4　Tel：03-5689-5989
www.zenniti.com　　　　　　　　　　　Fax：03-5689-8030

特集／神経発達症のリハビリテーション診療
―子どもから成人まで―

地域リハビリテーション活動

安田一貴*

Abstract 重度の肢体不自由児や神経発達症児，医療的ケアが必要な子どもに対して「リハビリテーション，写真，遊び」の知識と経験を活かし，2つの事業に取り組んでいる．

事業 1：笑顔の向こうに繋がる未来プロジェクト PLAY&PHOTO Studio（病気や障がいがあり，写真スタジオへ行くことが難しい子どもとその家族のスペシャルニーズに寄り添い，心に残る写真撮影体験を届ける）

事業 2：遊びリパークリノアたまプラ（放課後等デイサービス・児童発達支援事業）

地域で様々な障がいのある子どもの支援に関わる際に，専門職の経験知識は手段の 1 つでしかなく，子どもとその家族のニーズに合わせて，様々な分野の力を掛け合わせる「リハビリテーション × ○○」という視点が大切である．様々な分野と協力しながら，○○に何を入れることができるか，そのアイディアの幅の広さが子どもの成長発達に欠かせない，クリエイティブで，ワクワクする新しい体験を創り出す鍵となる．

Key words 遊び（play），写真（photograph），障がい児（children with special needs），発達支援（developmental support），デイサービス（day service）

はじめに

障がいのある子どもとその家族は，生きるための医療が優先され「自由に遊ぶことや，様々な体験をする機会」が制限されやすい．現在，子どもの権利や法律を背景に，障がいのある子どもを対象とした様々なサービスがある．しかし，重度の肢体不自由児や神経発達症児，医療的ケアが必要な子どもに対しては，その対応の難しさから地域での支援体制は十分ではない．筆者はこれまで積み上げてきた「リハビリテーション，写真，遊び」の知識と経験を活かし，2 つの事業に取り組んでいる．それらの活動について紹介する．

地域で生活する障がい児の現状

1．連鎖する問題

障がい児を取り巻く環境を SDGs（持続可能な開発目標）の視点から考えると，障がい児が生まれた後に，居場所，教育，母親の就労や休息，きょうだい児，災害時の避難場所など，様々な問題が連鎖している（**図 1**）．

2．重症心身障害児・医療的ケア児

在宅で生活している障がい児数は約 21 万 5 千人であり，その多くが神経発達症の診断を受けている．その中で特に重症心身障害児や，医療的ケア児の数は年々増加傾向にある．それらの子どもの支援を拡充することを目標に，医療的ケア児支援法が 2021 年 9 月に施行され，児童福祉法で「努力義務」とされていた各自治体による医療的ケア児

---

* Kazuki YASUTA，〒 225-0003 神奈川県横浜市青葉区新石川 4-1-12 たまプラーザ公園ハイツ 105 笑顔の向こうに繋がる未来プロジェクト PLAY&PHOTO Studio／遊びリパークリノアたまプラ（放課後等デイサービス・児童発達支援）

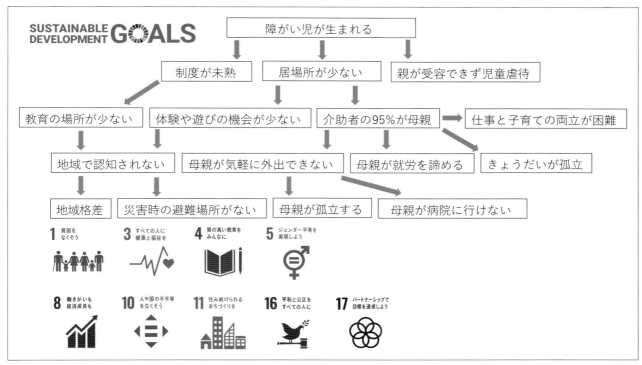

図 1.

への支援が「責務」となった．支援法の理念として「医療的ケア児及びその家族に対する支援は，医療的ケア児の日常生活及び社会生活を社会全体で支えること」が謳われており，地域社会の一員として子どもと家族が参画できるような体制整備が求められている．

3．子どもの権利条約

子どもの基本的人権を国際的に保障するために定められた条約である．障がいの有無に関係なく，すべての子どもに，自らが権利を持つ主体であることを約束している．条約の定める様々な権利のすべてに関わる基本的な考え方に下記の「4つの原則」がある．この原則は日本の「こども基本法」にも取り入れられており，障がいのある子どもを支援するうえでも基礎となる考え方である．

1）差別の禁止

子ども自身や親の人種や国籍，性，意見，障がい，経済状況など，どのような理由でも差別されず，条約の定めるすべての権利が保障される．

2）子どもの最善の利益

子どもに関することが決められ，行われる時は，その子どもにとって最もよいことは何かを第一に考える．

3）生命，生存および発達に対する権利

子どもの命が守られ，もって生まれた能力を十分に伸ばして成長できるよう，医療，教育，生活への支援を受けることが保障される．

4）子どもの意見の尊重

子どもは自分に関係のある事柄について自由に意見を表すことができ，大人はその意見を子どもの発達に応じて十分に考慮する．

事業紹介 1．笑顔の向こうに繋がる未来プロジェクト PLAY&PHOTO Studio

1．概　要

病気や障がいがあり，写真スタジオへ行くことが難しい子どもとその家族のスペシャルニーズに寄り添い，心に残る写真撮影体験を届ける．

2. 活動内容

1) スタジオクオリティの撮影

自宅や施設へ出張し，専用機材をセッティングし，スタジオクオリティの写真撮影を行う．そのほか，公園や神社など，希望の場所での出張撮影や，患者家族会や特別支援学校のイベント撮影やフォトブースなどの対応も行う．

2) 専門職の知識経験

筆者はこども病院で理学療法士としての勤務経験と，ホスピタルプレイスペシャリストの資格を取得している．これらの知識経験を活かし，病気や障がいの特性に合わせ，医療的ケアやリスク管理に配慮し，ただカメラのシャッターをきるのではなく，こころを和ませ，やさしい空間，安心できる場所，居心地の良い空気感を創り，その子らしさ，その家族らしさを撮影する．

3) ヘアメイク・バリアフリー着物

七五三，卒業入学，成人のお祝いなどの撮影では，ヘアメイクや着物や振袖を着たいという希望が多く，美容師や服飾デザイナーと連携し，バリアフリー仕様の着物，袴，振袖を製作した．希望に合わせて，好みのヘアセット，メイク，衣装のレンタルと着付をすることで，なりたい自分に変身して撮影を行う．

4) バリアフリーフォトスタジオ

後述する遊びリパークリノアたまプラをバリアフリーフォトスタジオとして活用し，出張だけでなく，こちらに来ていただき，スタジオでの撮影も行う．バリアフリー設備や様々な遊具があり，障がいのある子どもも，障がいのないきょうだい児等も，一緒に遊びながら飽きることなく楽しく撮影が可能であり，家族の楽しい外出の機会となっている．

3. 写真の効果

写真はデータでの提供だけでなく，撮影したその場でプリントし，フォトフレームに入れて，すぐに自宅で飾ることができる形でお渡しをする．それにより，写真がデータで残すだけでは得られない，形として確かな存在感を持ち，写真の本当の効果が生まれる．子どもに病気や障がいがあると，本人とその家族の自己表現，自己肯定感，自尊心が育ちにくい．それらに対して，認知科学や社会心理学の視点から様々な写真の効果が報告されている．

1) 自己表現

写真に写ること，撮られることを楽しむことで，自分がどうみられたいか，どう写真に残したいかを考え，自己表現の機会となる．(七五三用の着物を選ぶなど)

2) エピソード記憶を再構築

入院や治療等で疲労や苦痛を感じる機会が多いタイミングで，遊びや楽しい経験などのポジティブな体験をつくり，その瞬間の写真を撮り，それを後から見返すことで良いイメージが記憶を上書きし，ネガティブなエピソード記憶を再構築する．それにより，トラウマや苦痛を緩和し，経験を肯定的に捉える支えとなる．(病棟保育，院内学級等で楽しい経験をつくり記録に残すなど)

3) 自己肯定感の向上

自分で撮った写真や自分が写る写真が他人に認められることで自己肯定感の向上や，自尊心の回復につながる．(SNS 等へ写真を投稿して他人から褒められるなど)

写真を使って，子どもの自己肯定感を伸ばす試みがある．子どもの自己肯定感を育てるためには「ほめる」ことが大切であるが，日常の中で継続することは簡単ではない．日頃から，子どもが頑張っている姿や家族の写真を家に飾りながらコミュニケーションをとることで，子どものことを大切に思っているという気持ちが，目に見える形で伝わり，子どもの自己肯定感が育つ．

4) 家族を支える

写真は撮って終わりではなく「残る」ことが大切である．残るからこそ，その時の想いや感情が蘇るきっかけとなる．現在，スマートフォンの普及により，誰でも簡単に何枚でも写真を撮ることができ，その写真はデータや SNS 等で管理するデジタル時代である．写真が身近になった一方で，

データで残る写真は，意図して見ようとしない限り，目にとまることはなく，写真データの消失や，行方不明となることが多い．そのため，写真を撮影する機会は多くあるが，意識しないと「残らない」時代である．だからこそ「写真をプリントする」「アルバムにする」「飾る」ことで，それをきっかけに，一度立ち止まって，写真を撮った経験を振り返る瞬間を日常につくることが大切である．その結果，上記の写真の本当の効果が発揮され，病気や障がいのある子どもとその家族の日常を支える力となる．

4．目指す写真のカタチ

「家族写真を撮ろう」それをきっかけに，おしゃれをしたり，お揃いの洋服を選んだり，七五三の着物を着たり，ベッドから降りて抱っこをしたり，外に出て風や太陽の光を感じたり，一生懸命ポーズを決めたり，緊張したり，ワクワクドキドキしたり，様々な心の動きを体験する．そのすべてが大切な瞬間であり，そこには，たくさんの愛情と想いと願いが込められている．私が目指す写真は「はいチーズ」と撮影するただの記念写真ではなく，写真撮影を通じて得られる，その子らしさ，家族らしさを感じられる特別な瞬間を届けることである．時を経て，その写真を見て蘇る思い出，そこで生まれる会話，こころに残るストーリーを届ける写真を目指し，活動を継続している．

事業紹介 2．遊びリパークリノアたまプラ

1．放課後等デイサービス・児童発達支援

遊びリパークリノアは児童福祉法に基づく障害児通所支援事業である「放課後等デイサービス・児童発達支援事業」を運営している．放課後等デイサービスは小学生から高校生，児童発達支援は未就学児が対象である．厚生労働省によりガイドラインが制定されており，基本的な役割は，① 子どもの最善の利益の保障，② 共生社会の実現に向けた後方支援，③ 保護者支援の 3 つである．提供される基本的活動に ① 自立支援と日常生活の充実のための活動，② 創作活動，③ 地域交流の機会

の提供，④ 余暇の提供の 4 つを挙げ，総合的な支援が推奨される．

2．すべての子どもたちのあそびばづくり

食事や水が必要なのと同じように，遊びは子どもの健康と発達のために必要不可欠のものである．障がいの有無，年齢，社会的経済的背景にかかわらず，すべての子どもが遊びを通じて，自分の能力を発達させ，創造性を追求し，自分と他人との関係性や，社会とのつながりを学んでいく．しかし，障がいの重症度や，医療への依存度が高くなればなるほど，体を動かすことや，外で遊ぶことや，子どもたち同士で遊ぶ機会が制限されやすい．さらに，筋緊張異常，変形拘縮，てんかん発作等の症状があることで，子どもの遊ぶ力が見えにくいことや，自分で遊びへアプローチすることが難しく，刺激が与えられなければ，自分から探索することや，遊びたいと訴えることや，発達する力を発揮することができない．つまり，障がいのある子どもは最も遊びを必要としている子どもであるといえる．だからこそ，障がいを理由にあそびを制限したくない，という想いを胸に，リノアは下記の 4 つのコンセプトを掲げ，日々の支援に取り組んでいる．① ありのままを受け入れる「居場所」であること．② 安心してチャレンジできる「安全基地」であること．③ 子どもから大人まで楽しめる「遊び場」であること．④ 社会で生きる力を身につける「学び場」であること．

リノアは神奈川県内に 5 つの事業所があり，筆者は2021年4月に開設した遊びリパークリノアたまプラ（横浜市）の管理者として活動している．本項ではリノアたまプラでの日々の活動について紹介する．

3．活動紹介

普段自宅や学校では，できない遊び体験を届けることを目標に活動プログラムを計画する．ここではその一部を紹介する．

1）ダイナミックな遊び

普段なかなかできない，ダイナミックな遊びのニーズがとても高い．重度の障がいがあっても乗

ることができるブランコ，トランポリン，スパイダー，ジップラインなどを常設し，いつでも大きく身体を動かして遊ぶことができる環境を整えている．

2）疾走感を感じる

本格的な電動ゴーカートで，近くの広場で一緒に乗って走る活動を取り入れている．普段，自分の足で思いっきり走ることや，自転車に乗ることができない子どもが，疾走感を感じることができる体験となる．

3）プール

障がいや医療的ケアがある子どもは，水に触れる程度の水遊びの経験はあるが，プールで遊ぶ経験は乏しい．リノアでは，特大プールやライフジャケットやフルフェイス型シュノーケルマスクを使用し，水に浮く，泳ぐ，潜る体験を取り入れている．

4）季節感を感じる

季節に合わせた活動を取り入れている．例えばお正月には本物の杵と臼を使用し，スパイダーで子どもの身体と杵を支え，楽しみながら身体を動かし，本格的な餅つき体験を行う．

5）陶芸体験

陶芸窯やろくろ等の本格的な陶芸体験ができる設備を整えている．陶芸は様々な障がいがあっても，作品づくりの過程に参加しやすく，成功体験を得られる．感覚過敏や感触へのこだわりが強い子どもにとって様々な素材に触れる経験や，上肢や手指運動の練習の機会となる．作品を外部へ発表することや家族へプレゼントをする体験を通じて，自己表現や達成感を得る経験となる．

4．体験を求めて外へ
1）地域交流

ショッピングモールへの買い物や，地域の神社へ初詣など，子どもの社会体験を積み上げること目標に外出の機会を大切にする．あえてバリアフリーではない環境にも飛び出していき，同じ地域に暮らす障がいのある子どものことを知ってもらうための交流の機会や，合理的配慮の視点を考え

るきっかけづくりを行う．

2）外出の経験

近くの公園へ行って，ブランコや滑り台などの一般の遊具で遊ぶ．遊具で遊ぶことは楽しみな目的の1つではあるが，子どもの視点で「公園へ行くこと」を考えると，その経験には公園へ行くまでの坂道やガタガタ道や，途中に出会う犬や，見つけた虫や花なども楽しい経験の1つである．こういった，様々な経験や出会いが子どもの成長発達へとつながる．これらの経験の結果「公園」を知っているから「公園へ行きたい」という気持ちが生まれ，外出への不安や心配が軽減される．そのため，子どもをバギーに乗せて公園へ行く際に，大人のペースでバギーを押していると，子どもはあえて外に目を向けなくても，バギーの適当な揺れを楽しむことで満足できてしまう．この時に，子どもにとって大切な経験であるガタガタ道や，犬や花や虫を見ることも，触れることもなく，大切な経験が失われる．子どもにとって公園で遊ぶということは，ただ単に「公園へ行く」ことが目的ではなく，それに付随する様々な経験を大切にする必要がある．

5．活動の考え方
1）自己選択のための経験

障がいのある子どもは，自分でやることを決める，自分であそびを設定するなど，自分自身のことをコントロールする機会が失われやすい．そのため，日々の活動場面において，遊びを選ぶ，色を選ぶ，おやつを選ぶなど，小さなことから自分で選択し，意思表示をする機会を意図的に設ける．障がいのある子どもの自己選択を支援する際に，その選択が実体験に基づいているかどうかが大切である．「やったことがあるけれど好きではないから選ばない」と「やったことがないのでわからない，知らないから選ばない」とでは，選択の持つ意味が全く違う．自分で選択をするためには，幅広い経験値があることが前提である．障がいのある子どもの経験の偏りはそのまま選択範囲の狭さとなる．子どもの「知らない経験」を「知っている経

験」に変えて，子どもが自分の意思で選択することができる機会を増やすことが大切である．

2）強制しない共生社会へ

近年，共生社会，インクルーシブ教育等の考え方が広がり，障がいへの理解は進んでいる．その理解のために最も大切なことは，難しい言葉や理論を学ぶだけではなく，お互いをよく知り合うことである．そのためにリノアでは，様々な子どもたちが一緒に遊ぶことができる場所づくりを目指している．その一環としてスタッフの子連れ出勤を可能とし，障がいの有無に関係なく，様々な子どもたちが一緒に遊ぶ機会を設けている．子どもたちは遊びをきっかけに，楽しい時間や空間を共有しながら，自然な関係性の中で，お互いを知り合うことができ，誰かに強制されることのない共生社会の基礎づくりへつながる．

3）本当のリスク

活動中のリスク管理は大切な視点である．医療者の視点から，障がいや医療的ケアのある子どものリスク管理を追求すればするほど，安全な場所で丁寧なケアを行い，安静に過ごすことが優先され，ダイナミックな遊びを控える傾向にある．しかし，子どもの視点から本当のリスクを考えると，安全は守られているが，病気や障がいを理由に，やってみたい遊びや，様々な体験，チャレンジすることを制限されることが発達の機会を奪うことにつながり，最大のリスクである．何でもありということではなく，個々の障がい特性に合わせて必要な配慮を行いながら，「できない」ではなく「どうすればできるか」を考え，最大限のチャレンジや体験を応援する．

4）保護者支援

活動中の子どもの様子を写真や動画で撮影し，連絡事項と合わせて保護者に共有する．子どもの表情や動きなどから，子どもの良さや成長を感じる場面が多くあるが，特に重度の障がいがあると，それらは小さな反応や変化であり，簡単な言葉では伝えきれない．そのため，写真や動画を活用し，保護者に目に見える形で共有することで，

新しい気づきや親子関係の支援につなげる．

6．療法士の役割

令和6年度障害福祉サービス等報酬改定により，放課後等デイサービス・児童発達支援の支援の方向性が示された．「健康・生活」「運動・感覚」「認知・行動」「言語・コミュニケーション」「人間関係・社会性」といった5領域の視点を含めた総合的な支援が求められ，療法士が担う専門的支援は，その内容についてより具体的な計画や実施が必要である．

筆者は遊びを通して，その支援に取り組んでいる．本当の意味で「遊びを支援する」ということは，単に遊びに必要な機能を取り出して獲得させることではなく，様々な感情を伴った遊びそのものの豊かな体験を支援する視点が大切である．専門性が高い介入を求めると，つい遊びの中に機能訓練の要素を多く取り入れようとするが，子どもにとっては与えられた遊びを決められた方法で繰り返し行うことは，あくまでも治療の中の一場面であり，子どもの本来の遊びとは全く別物である．私たちが遊びを支援していると思っている内容は，実は子どもの本来の遊びを阻害し，得られる経験を狭く限られたものにしている危険性がある．

子どもに必要な遊びの要素として下記の3つが挙げられる．① 他人に強制されない自発的で自由な活動．② 非実利性・非現実性であり，成果や結果は求めない．③ あそびの目的はあそびである．これらのことを基礎として，遊びの中に子どもに気づかれないところで，療法士の視点を活かして関わり，子どもが自分からやりたいと思えるような遊びを創りながら成長発達を支える視点が大切である．特に重度の障がいがある子どもは，自分から動くことによって遊びと出会うことが難しく，遊びの経験は周りの大人がいかに意識して機会を提供するかによって，その経験値が大きく変わる．障がいのある子どもの「動けない」は，「遊べない」につながり，「遊べない」は「遊ぼうとしない，遊んだことがない」につながる．障がいが直接

「遊べない」につながらないようにすることが大切な役割である.

おわりに

障がいのある子どもは，早期から療育として様々な訓練を積み重ねていく．子どもにとって訓練をして身体機能を獲得することは大きな目標であるが，本来，機能を獲得することがゴールではない．その先にある様々な出会いや生きることを楽しむ豊かな経験を積むことが大切である．つまり，機能訓練と並行して，環境を整えることや，介助や他動的であっても，経験をすることの楽しさや，様々なことをやってみたい，遊びたい，という気持ちを育てることが大切である．そのためには，専門職の資格や経験知識は手段の1つでしかなく，病気や障がいのある子どもとその家族のニーズに合わせて，様々な分野の力を掛け合わせる「リハビリテーション×○○」という視点が大切である．今回紹介した活動は，私の専門であり，得意である「リハビリテーション×写真×遊び」を活かした活動である．医療福祉分野に限定せず，様々な分野と協力しながら，○○に何を入れることができるか，そのアイディアの幅の広さが子どもの成長発達に欠かせない，クリエイティブで，ワクワクする新しい体験を創り出す鍵となる．

文　献

1) issue＋design.
〔https://issueplusdesign.jp/project/sdgsdemirai-2/〕
2) 日本ユニセフ協会：子どもの権利条約.
〔https://www.unicef.or.jp/crc/〕
3) 森藤ヒサシ：家族写真の魔法. 1-206, WAVE 出版, 2020.
Summary 写真の効果をわかりやすく解説している.
4) 浅田政志：家族写真は「　」である。. 1-203, 亜紀書房, 2013.
5) 石井由美子：子どもと家族の "いい顔" を集めるプロジェクト. 小児看護, 46：544-549, 2023.
6) 酒井貴子：生きる力を取りもどす写真セラピー. 1-233, メディアファクトリー, 2011.
7) 厚生労働省：放課後等デイサービスガイドライン.
〔https://www.mhlw.go.jp/stf/shingi2/0000082831.html〕
8) 要　武志：放課後等デイサービスでの理学療法士の役割. 金子断行ほか編, 重症心身障害児者の理学療法ハンドブック, 184-190, ともあ, 2021.
9) 大郷和成：放課後等デイサービス. 大熊　明ほか編, 地域作業療法学, 283-289, 医学書院, 2023.
Summary 放課後等デイサービスについてわかりやすく解説している.
10) 加藤　翼：放課後等デイサービス. 小児リハビリテーション, 7：70-73, 2020.
11) 野村寿子：遊びを育てる. 1-137, 協同医書出版社, 1999.
12) 松平千佳：実践ホスピタル・プレイ. 1-230, 創碧社, 2012.
Summary あそびの意味や効果をわかりやすく解説している.

Monthly Book
MEDICAL REHABILITATION
No.293
2023年10月増大号

好評

リハビリテーション医療の現場で役立つ くすりの知識

編集 倉田なおみ（昭和大学薬学部客員教授）

定価 4,400 円（本体 4,000 円＋税）　B5 判　182 ページ

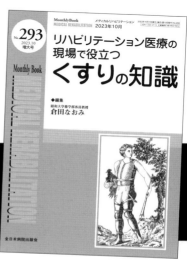

リハビリテーション医療の現場で見過ごせない「くすり」の影響や作用機序、服薬の問題点と対応策など、明日から役に立つ知識をエキスパートが詳細に解説！

contents

- Ⅰ．薬は芸術品—薬の秘密—
  - ・内服薬編
  - ・外用薬編
  - ・インスリン注射製剤のトリビア
- Ⅱ．医療現場で気が付く服薬に関する問題点
  1. 運動障害により生じる服薬の問題点と対応策
     - ・内服薬
     - ・外用薬・注射剤
  2. 嚥下障害により生じる服薬の問題点と対応策
     - ・嚥下機能低下による薬に関する問題点—医師の視点—
     - ・口腔機能・嚥下機能低下による薬に関する問題点—歯科医師の視点—
     - ・嚥下機能低下による薬に関する問題点—薬剤師の視点—
     - ・経管投与時の問題点と解決策
     - ・摂食嚥下機能低下時の薬の投与方法
     - ・薬を飲みやすくするための方法
- Ⅲ．リハビリテーション治療時に考慮する服用薬の影響
  - ・リハビリテーション薬剤を推進する医師の立場から
  - ・リハビリテーション実施時に考慮する服薬の影響—PT としての経験—
  - ・身体症状が持続する老年期うつ病患者の 1 例—薬物療法とリハビリテーション介入における回復過程—
  - ・ST としての経験
- Ⅳ．服用薬によるリハビリテーション治療への影響
  - ・鎮痛薬
  - ・抗凝固薬・抗血小板薬
  - ・骨粗しょう症治療薬
  - ・筋弛緩薬・ボツリヌス毒素—療法の歴史，基礎知識と未来—
  - ・向精神薬について
  - ・睡眠薬
- Ⅴ．薬に起因する注意事項
  - ・転倒の誘因となる薬と転倒に至る処方カスケード
  - ・薬剤性パーキンソニズム
  - ・食欲や体重に影響する薬
  - ・注射剤の配合変化
- Ⅵ．回復期リハビリテーション病棟での薬剤師業務の実態
  - ・回復期リハビリテーション病棟における薬剤師業務の実際とその役割

 全日本病院出版会　〒113-0033　東京都文京区本郷 3-16-4　Tel：03-5689-5989
www.zenniti.com　Fax：03-5689-8030

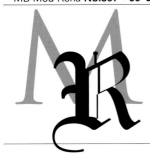

特集／神経発達症のリハビリテーション診療
—子どもから成人まで—

就労支援

扇 浩幸*

Abstract 2016年4月の発達障害者支援法の一部改正以降，法定雇用率の改正など神経発達症者を取り巻く就労支援環境は刻々と変化している．筆者の所属するリニエワークステーション中野は，就労移行支援事業・就労定着支援事業，自立訓練（生活訓練）事業の3事業を行っている．本稿では，そのうちの就労移行支援について，神経発達症者の支援に焦点を当て，時期別（通所前期，中期，後期，訪問期）にポイントをまとめた．神経発達症者は他の障害種別と比較し，特性への配慮と必要な職場環境が整っていれば勤怠が安定しやすいと言われている．また若年層が増えており，障害者雇用をしている企業の期待感も高い．一方で，対象者ごとの個別性の高さも神経発達症の大きな特徴の1つである．そのため，対象者が自身の特性を理解し，わかりやすく言語化できていることが職場定着には重要だと考える．

Key words 神経発達症（neurodevelopmental disorders），就労移行支援（employment transition support），特性理解（characteristic understanding），多職種連携（interprofessional collaboration）

はじめに

2016年4月の発達障害者支援法の一部改正以降，神経発達症者を取り巻く就労支援環境は，大きく変わってきている．2018年4月から障害者法定雇用率を計算する際に，知的障害を伴わない神経発達症者も含めた精神障害者の人数もカウントされることとなった．法定雇用率は2024年4月現在2.5%だが，2026年7月に2.7%に引き上げられることが決まっている．また，きめ細かな支援を要する神経発達症者の求職者が増加していることから，ハローワーク専門援助部門には発達障害者雇用トータルサポーターが配置され，求職者に対するカウンセリングや事業主に対する雇用に係る相談援助等を行っている．本稿では，こうした支援環境の変化を踏まえつつ，主な制度を確認したのち，神経発達症者に対する就労移行支援の実際を解説し，同分野の現状と課題，今後の展望についてまとめた．

就労支援に関わる主な制度

1．障害者総合支援法における就労支援

障害福祉サービスとは，障害者を対象とした国の支援制度である「障害者の日常生活，および社会生活を総合的に支援するための法律（障害者総合支援法）」に基づき行われるサービスの総称である．そのうちの就労系サービスには，就労移行支援事業をはじめ，就労定着支援事業，就労継続支援A型事業，就労継続支援B型事業の4つの支援サービスがある（**表1**）．本稿では主に就労移行支援事業について解説する．

就労移行支援事業所とは，一般企業への就労を目指す対象者に対し，就労に必要な生活習慣の確立，マナー・知識・コミュニケーションスキルの

* Hiroyuki OHGI, 〒165-0027 中野区野方4-19-1 グランデ634 2，3階 株式会社リニエR リニエワークステーション中野

表 1. 障害者総合支援法における就労系サービス

	主な対象	目的	利用期間	雇用契約	平均賃金	平均就職率
就労移行支援（一般）	企業等への就労を希望し，一般就労が可能と見込まれる方	求職活動の支援・職場の開拓 就職後定着支援(6か月) 利用期間：2年	原則 2 年間	なし		57.2% (R4)
就労継続支援A型	通常の事業所に雇用されることは困難だが，雇用契約に基づく就労が可能な方	就労機会の提供 生産活動の提供	制限なし	あり	R4 83,551 円 (前年比 102.3%)	26.2% (R4)
就労継続支援B型	一般就労が困難な方，生産活動に係る知識，および能力の維持向上が期待される方		制限なし	なし	R4 17,031 円 (前年比 103.2%)	10.7% (R4)
就労定着支援	就労移行支援等を利用し，一般就労し6か月が経過した方	雇用後の日常生活，または社会生活の問題への相談，支援	就職後半年〜3 年間	—	—	—

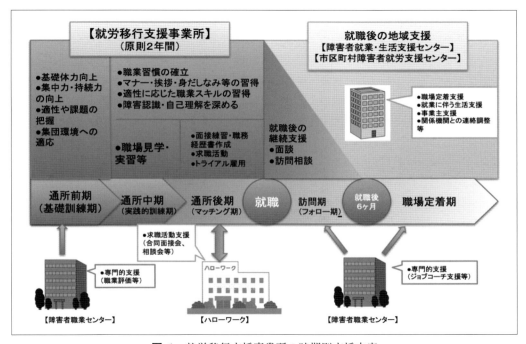

図 1. 就労移行支援事業所の時期別支援内容

向上などを目指すプログラム，求職活動支援，その適性に応じた職場開拓から，就職後の職場定着支援までを行う事業所とされている（**図 1**）．就労移行支援事業所の数は，2018 年の 3,503 か所をピークとして漸減傾向にあり，2020 年 10 月現在では，3,301 か所にまで減少している．これは，人材確保の難しさや地方の事業所の利用者数の減少，就労定着者を一定数以上出せなかった事業所が閉鎖された可能性が考えられている．一方で，就労移行支援から一般企業への就労移行者数は増加傾向にあり，2020 年には約 12,000 人の障害者が一般企業へ就職している．

2．障害者手帳制度

現在，神経発達症者に対しての社会サービスは2つの手帳を根拠に行われている．知的障害を伴う神経発達症者の場合は，「療育手帳」または「精神障害者保健福祉手帳」の交付により，様々な援助措置がとられている．知的障害を伴わない神経発達症者の場合は，「精神障害者保健福祉手帳」の交付が可能である．

障害者手帳を就労の際に取得するメリットとして，障害者求人に応募できることが挙げられる．一般求人にも応募できるため，就労の幅を広げるという意味では，障害者手帳取得のメリットは大きい．一方で，公的に「障害者」として認定されることで，これまで築いてきたアイデンティティが不安定な状態になることも予測されるため，手帳の取得は，対象者が納得いった状態で取得することが大切だと考えられる．また，よく誤解されるのだが，就労移行支援を使う場合は，障害者手帳は必須ではない．病気や障害のために就労することが難しいことが証明されれば良いのである．代用として自立支援医療（精神通院医療）受給者証や医師の診断書があれば利用することが認められる．

就労移行支援の実際

1．リニエワークステーション中野とは

筆者が勤めるリニエワークステーション中野（以下，弊所）は，障害者総合支援法に基づく，就労移行支援，自立訓練（生活訓練），就労定着支援の3事業を行う多機能型事業所である．2016年12月1日に開設し，2024年10月現在は3事業合計利用者35名（うち発達障害者7名）を職員7名（非常勤含む）で支援している．弊所では多様な障害を持った対象者が，「働く」という1つの目的のために集まり，様々な経験を持った支援者が支援をしている．対象者は，自力で通所ができ，就労意欲がある方であれば，障害種別を問わず受け入れている．

2．実際の支援の流れとポイント

就労移行支援の支援内容と神経発達症者の支援におけるポイントを時期別にまとめた．

1）通所前期（基礎訓練期）

① 初期評価（アセスメント）と支援計画作成

通所前期は対象者個々の評価を行う．就労支援における評価は，多岐にわたるがこの時期は本人との信頼関係構築に力を入れていく．神経発達症者の場合，社会性の障害や，コミュニケーションにおける特異さを持っていることが多い．時間を決めた面談をしないと話が迂遠してしまったり，言葉をまとめるのに時間がかかるため，質問ごとに待つ時間を入れるなど，それぞれのコミュニケーションの特性を理解し，対象者に合ったコミュニケーション方法を見つける．また，生活歴・職歴や，家族背景，医療機関等における知能検査の結果などの情報収集も行う．生活歴の中では大きな失敗体験をしていたり，社会から隔絶された生活を送っている対象者も少なくない．情報を聞き取るのではなく，対象者がどのような人生を送ってきたか語りを聴くといった支援者の姿勢も信頼関係構築において重要である．

② 支援環境の整備

感覚過敏など対象者の認知特性に合わせて環境面の整備をしていく．例えば，聴覚過敏があればノイズキャンセリングのイヤーマフの利用許可，パーソナルスペースに配慮が必要な場合は，仕切りを用意するなどである．弊所は，部屋が2フロアに分かれており，静かに訓練を行いたい人の場所をプログラムを行う部屋とは別に設けている．

また，コミュニケーションの特性（他者への配慮が難しい，集団が苦手，思考のこだわりが強いなど）により当初は，集団プログラムに参加せず個別訓練から開始することなども考えられる．

2）通所中期（実践的訓練期）

支援計画に基づき実践的な訓練を行う時期である．

① 認知特性に応じた
できることできないことの整理

就労移行支援では様々なプログラムが学校の時間割のように組まれている．弊所では50分1コマ

で午前3コマ午後2コマを毎日実施している。SST（social skills training）やビジネスマナー，グループワークなどの集団プログラムや目指す職種に応じた個別訓練（例：PC スキルトレーニング，軽作業，資格取得支援など）など，内容は多岐にわたる。事業所によっては集団プログラム参加を必須としている事業所もあるが，対象者個々のニーズに応じて参加を調整していくのが必要ではないかと感じている。対象者個々で，これまでの人生経験や目指す職業は違うため，オーダーメイドの支援が必要だと考える。こうした様々な集団プログラムや個別訓練を通し，対象者の認知特性を把握し，何ができ，難しいのかを見極めていく。通所前期の評価を深め，本人の職業適性を一緒に考えていく。

② 障害特性の言語化

この時期に対象者自身の障害特性や課題への自己対処について理解を深めることは重要である。昨今の神経発達症の認知度の高まりに伴い，成人して初めて診断を受ける対象者が少なくない。そのため，自身の障害特性が目標とする職業場面でどのような点が課題となるのか，または強みとなるのかを対象者自身が理解できていない場合も多い。実際の訓練場面や面談場面で伝えることで理解を深め，自己対処方法について具体的に提案を行う。必要に応じ医療機関へ受診同行をする場合もある。

また，就労移行支援事業所は，対象者にとって安心して失敗できる環境であることも大切である。そのためには，支援者と対象者が信頼関係を構築し，失敗したときに批判するのではなく，どうすれば，対処できるかを一緒に考えていく姿勢と，支援者の心のゆとりも重要であると考える。失敗体験を共有しておくことで「○○さんにはすべて見られているから（嘘をついても仕方ない）」という対象者の気持ちを引き出すことができる。支援の基本は成功体験の積み重ねだが，職場環境は支援環境のように守られた場ではない。失敗し，注意を受けることがあること，その時にどう対処をするかも支援者は理解をしていなければならない。

これらを踏まえ，厚生労働省監修の就労パスポートを参考に，弊所独自に作成した整理シート（**図2**）を作成していく。この整理シートは，図に示したように病状，就労希望の2点に絞った自己分析用のシートである。まとめることで，実際の履歴書作成や面接の際に使える文言を見つけられるよう対象者の障害の言語化を支援していく。

③ 企業との接点づくり

この時期は，本人の希望企業との接点を作る。過去の就労経験の有無や障害の程度によって，どこまで支援者が関わるかも見極める。

接点づくりの方法としては，企業見学，職場実習（雇用前提の実習と，体験実習に分かれる），ハローワークなどが主催する合同面接会がある。支援者には，それぞれの障害特性に応じた，支援方法の提案を行うことが求められる。例えば，就労経験がなく「働く」イメージが持てない対象者には，企業見学を数社行い，実際に働いている場面を見ることで「働く」イメージづくりを行うなどの方法が考えられる。また，求人票から当該企業が対象者の障害特性にあっているかを読み解くことも重要である。しかし，実際に見たり担当者から話を聴いてみないとわからない情報も多いため，対象者が希望する場合は，まず企業見学や説明会を受けてみるよう伝えている。現在，テレワーク（在宅就労）や超短時間就労など，働き方，仕事内容も多様化している。支援者は，自身の考え方に固執することなく，柔軟な思考が求められる。

3）通所後期（マッチング期）

ハローワークなどを利用した求職活動が本格化する時期である。

① 書類作成・面接対策

障害をオープンにして就労する場合，応募書類には障害について記載することを必ず求められる。企業には合理的配慮の義務があるため，対象者がどのような障害で何を配慮しなければならないかを知るためである。応募書類に障害を記載す

症状整理シート1
就職希望整理シート

将来就職したとき、どのような生活を送りたいですか

就職時期はいつ頃を希望しますか？理由もあれば教えてください	
時期	年　　　月頃
理由	

どのような職種を希望しますか？

1日何時間、週何日働きたいですか？					
1日			時間	週	時間
必ず休みたい曜日					
勤務形態	□シフト制　□土日休み　□○○休				

月にお給料はどれくらいほしいですか		
時給		
月給		□手取り　□額面

通勤時間・手段に希望があれば教えてください	
通勤時間	片道　　　　　分程度
通勤手段	□電車　□バス　□車　□自転車　□徒歩

ご病気は職場に開示しますか？
□開示する　□開示しない　□どちらでもよい

理由	

図 2. 就職希望整理シート

る際は，専門用語を避け，わかりやすく簡潔に説明する力が求められる．面接でも同様のことが言える．弊所では面接前に想定問答集を作成し，練習を繰り返すようにしている．最近の企業は，作られた志望動機を聴くより，現実的な質問をする企業が増えている．あくまで私見だが，面接では，企業側が求めている仕事に対し対象者は何に貢献ができるのか，どのような配慮を求めるのかを端的かつ明確に答えられた方が採用されている印象が強い．

現在持っている資格・経験を教えてください		

仕事をイメージしたときに不安なこと、困りそうだと感じることを教えてください		

得意な作業・苦手な作業を教えてください		
	仕事内容	具体的な作業
得意な作業		
苦手な作業		

職場で配慮を希望することを教えてください	
環境面 （静かな環境が欲しい、相談できる人がそばにいて欲しい、バリアフリーである必要がある、など）	
対人面 （作業指示は紙で書いて欲しい、具体的な指示が欲しい、指示は1つずつにして欲しい、など）	

ご家族の意向があれば教えてください	

主治医の意向があれば教えてください	

図 2 のつづき

② 実 習

雇用前実習を活用することで，正式雇用前にその企業における働き方や人的・物的環境を知ることができる．また，自身のことを言葉にすることが苦手な対象者の場合は実習で自分のできること

など良い面を企業に見せるチャンスにもなる．

しかし，どの企業も実習があるわけではないことには留意しなければならない．企業側の立場に立ってみれば，雇うかわからない人材に時間やコストをかけられないという一面もある．一方で，

表 2. 事例：知能検査（WAIS-Ⅲ）の結果

FIQ	VIQ	PIQ	VC	PO	WM	PS
92	109	72	112	72	85	66

FIQ：総合的な能力，VIQ：結晶性知能，PIQ：流動性知能，
VC：言語理解，PO：知覚統合，WM：ワーキングメモリー，
PS 処理速度

実習をすることで，求める人材とマッチングした状態で雇用できるメリットも大きい．その辺りは企業の考え方次第といったところだろう．

4）訪問期（フォロー期）

マッチングを図ったのち，就職が決まる．訪問期は就職後半年間の時期を表す．就職後半年間は，職場で長く働くためのベースを作る時期である．支援内容は，1か月に1回以上職場への訪問相談をすることが一般的である．仕事は日々変化するため，本人の悩みも，業務内容，勤務時間，人事異動などに応じて変わってくる場合が多い．そのため支援者は，職場環境を包括的に捉え，助言を行うことが重要である．支援者は，概して本人視点で考えがちであるが，職場が困っている点を正確に理解しようという姿勢も併せて必要である．特に本人と一番身近で接する直属の上司と支援機関がお互い信頼関係が築けていることは対象者の安心感につながる．

一方で，職場内の人間関係など企業へ話しづらいことがある場合は，対象者が来所し面談する場合もある．フルタイムで働いている場合は，祝日等に訪ねてくる対象者も少なくない．弊所だけで対応が難しい場合は，必要に応じ市区町村の就労支援センター，保健センターの保健師など地域の支援機関と連携を取りながら支えていく．

事例紹介

ここからは実際の事例を支援時期別に紹介していく．

A 氏，30 代，男性
診断名：神経発達症（ADHD），家族構成：父，妹と同居．母は別居だが本人とも連絡は密にとっ

ている．

精神障害者保健福祉手帳2級，障害基礎年金2級受給中．

現病歴：X-1 年1月地域の自立生活支援センターに母と相談しにいき，神経発達症の影響を示唆されたため，専門医を受診した．結果，神経発達症の診断がつき，就労移行支援の利用をすすめられたため弊所を見学し，X 年2月から就労移行支援の利用を開始した．

本人の希望：貯金で今は生活しているため，1年くらいを目標に就労したい．

生活歴：幼少期は父の仕事の都合で引っ越しが多かった．小3から現住所に移り，療育センターに通った．中学・高校・大学は順調に通い，卒業したが，就職活動でつまずき2年間就職浪人．その後，電子関連の専門学校に進学．卒業後は，職を転々とし，最終的には母の経営するデイサービスに入職した．当初は介護をしていたが，人間関係でうまくいかず，途中から経理事務を担当していた．

1．通所前期（基礎訓練期）（X 年2月〜4月）

職を転々としていたため，これまでの職歴を，アルバイトも含めて紙に書いて提出してもらった．私からは，まずは職歴が知れれば良いと考え依頼したのだが，本人は自分を知って欲しいという思いが強く，仕事の中で何ができ，うまくいかなかったのか，どのような経験をしたのかを詳細まで記載してきた．しかし，A 氏の中で失敗経験は多くあったが，なぜうまくいかなかったのかまで分析できていなかったため，書いた紙をもとに面談の中で振り返りを行った．例えば，公園管理の仕事で鍵の施錠をしていた際に，鍵をなくすこ

とがあったという話では，どのような経過で鍵をなくしてしまったのか，その時の上司とどのような話し合いをしたのかを確認した．話を聞く中で，確認したつもりになっていたことがわかり，注意障害の影響が考えられた．また，他責的に考える傾向も見受けられたため，対象者自身で防ぐ方法は考えられなかったかというところまで突っ込んで話をしていった．情報収集では，医療機関から知能検査（WAIS-Ⅲ）の結果を取り寄せた（**表2参照**）．結果から言語面の理解は，得意で教わったことを知識として積み重ねていく能力がある点，視覚的な情報処理，目と手の協調が苦手で作業を素早く処理できない，作業スピードや指示の仕方に工夫の必要性が考えられた．

2．通所中期（実践的訓練期）（X年4月〜X年7月）

強みと課題の整理を実施した．本人の強みは3点挙げられた．1点目は，事務的な作業は人より早く正確であることがわかった．これはプログラムの中にあった，模擬的な事務作業のトレーニングや，個別訓練で行った情報処理技能検定試験の過去問を解く様子の観察からわかった．2点目は体力である．通所当初から週5日安定通所ができており，通勤の課題は見られないと予測された．3点目は仕事経験がある点である．短期間ではあるが，事務・経理経験があるため，目指す仕事の大枠は本人の中でイメージができていた．課題は2点挙げた．1点目はコミュニケーション面である．人に声をかけるタイミングが不適切（他者が話している最中に割り込む，面談中に突然話しかける）だったり，会話内容にハラスメントと取られる内容が含まれることがあった．こうした不適切な発言があったときは都度，面談室などの個別スペースで振り返るようにした．コミュニケーション面への支援は，A氏自身も理解しにくい点であり，注意をするときには，言葉を選びつつ具体的に伝えるようにした．

2点目は，マルチタスクの苦手さである．複数の事柄が重なった時にはパニックになり，声が大きくなることがあったり，複雑な文書（ハローワークの求職登録，失業保険の手続きなど）への苦手意識が見受けられた．この点に関しては，優先順位を考え1つずつ取り組んだり，周囲に相談するよう促した．

3．通所後期（マッチング期）（X年7月〜X年9月）

こうした経過を踏まえ，本人に適した求人は何かを考えた．結果，事務系の求人（マニュアル化されており，スピードを一定以上求められない作業）で，ざっくばらんに話せて，イレギュラーなことがなるべく起きない環境が良いということで合意した．

履歴書・職務経歴書の添削では，1つ1つの文言が長くなり，話が脱線しがちであったため，何をどういう優先順位で伝えるかを確認しながら作成した．文章力はあったので，指摘したことはすぐに直すことができた．面接では主に面接態度を支援した．目線が泳ぐ，面接中に手があちこち動くなどの落ち着きのなさが見られたため修正を行った．4社受けた結果，X年10月に不動産関連業の一般事務として就労が決まった．就労時には，支援担当者と働く職場環境の確認を実際の職場で行った．また，合理的配慮は，指示出しの工夫（1つ1つの指示，複数の場合は優先順位をつけて）と何かあったときにできるだけすぐに相談できる環境を求めた．

4．訪問期（フォロー期）

就労当初の仕事内容は，簡単な事務作業が中心であった．定着支援は，企業での訪問相談を月1回，主に環境調整を行った．仕事内容の調整では業務範囲の拡大である．当初，Excelでのデータ入力や，書類の電子化作業を主に行っていた．本人がこうした業務を行う中で，書類の不備を見つけるのが得意だとわかったため，契約書類の確認・修正作業を追加した．人的環境の調整では，採用された人事と別部門で仕事をしていた時，その部門の中での対人関係に悩んでいたことがわかり，上長と共有．上長から，仕事をいただく部

門へ指示の仕方を共有してもらうなどを行った．生活面では，障害者手帳の更新方法がわからなかったため，どこに申請すれば良いか，診断書の依頼の仕方などの助言をした．

終わりに

神経発達症は，発達障害者支援法の改正により，年齢による切れ目のない支援体制が構築されてきた．一方で，事例に挙げたような成人してから診断されたケースは，幼少期から青年期の支援が欠けている分，障害特性の理解に時間がかかった．支援者による本人の認知特性やできることできないことの適切な評価とフィードバックを繰り返すことで，本人の理解を進めていった．こうしたきめ細やかな支援が就労とその後の定着には重要だと考える．

また昨今は，神経発達症者に特化した就労移行支援も増えてきている．しかし多くの企業は，就労すれば障害種別は関係ない，ごちゃ混ぜの就労環境が待っている．その中で自身の障害特性をきちんと言語化し，自分で対処できることは対処し，必要なところは配慮を求められることが大切

である．神経発達症者は特性への配慮と対象者にあった職場環境があれば勤怠が安定しやすいと言われている．今後は，就労分野だけでなく，医療・教育などの各分野と連携し，より自分に合った企業で自分に合ったキャリアを積み重ねられることが期待される．

文 献

1) 厚生労働省：地域における就労移行支援及び就労定着支援の動向及び就労定着に係る支援の実態把握に関する調査研究報書．2022.
   Summary 令和6年の報酬改定の基礎資料．就労移行支援事業，就労定着支援事業の現状と課題を調査ベースで理解できる．
2) 梅永雄二：発達障害の人の就労支援がわかる本，講談社，2019.
   Summary 一般書のため発達障害の就労支援の入門書としておすすめ．図解も多くわかりやすい．仕事だけでなく生活にも視点を置いているのがポイント．
3) 扇 浩幸：発達障害者への就労支援．OTジャーナル，52(8)：784-789, 2018.
   Summary 作業療法士視点での就労相談のポイントをまとめた．事例は2ケース挙げている．

第 1 回日本生活期リハビリテーション医学会学術集会

会　期：2025 年 2 月 1 日（土）〜 2 月 2 日（日）

会　場：昭和大学上條記念館（東京都品川区旗の台 1 丁目 1 番 20 号）

会　長：川手　信行
（昭和大学医学部リハビリテーション医学講座 主任教授
藤が丘リハビリテーション病院リハビリテーション科 診療科長）

学会テーマ：2025 ここから始まる生活期のリハビリテーション医療・支援
〜生活期における多職種連携について考える〜

参加登録期間
2024 年 5 月 27 日（月）〜 2025 年 1 月 31 日（金）
※本学術集会では，当日受付は予定しておりません．
必ず事前登録いただくようお願いいたします．

詳細は，第 1 回日本生活期リハビリテーション医学会学術集会ホームページをご覧いただくか，または運営事務局にご確認ください．
https://smartconf.jp/content/seikatsuki1/credit

運営事務局
株式会社 PCO 内
〒939-0004　富山県富山市桜橋通り 2-25
富山第一生命ビルディング 1 階
E-mail：seikatsuki@pcojapan.jp

FAX による注文・住所変更届け

改定：2024 年 1 月

　毎度ご購読いただきましてありがとうございます．

　読者の皆様方に弊社の本をより確実にお届けさせていただくために，FAX でのご注文・住所変更届けを受けつけております．この機会に是非ご利用ください．

◇ご利用方法

　FAX 専用注文書・住所変更届けは，そのまま切り離して FAX 用紙としてご利用ください．また，注文の場合手続き終了後，ご購入商品と郵便振替用紙を同封してお送りいたします．**代金が税込 5,000 円をこえる場合，代金引換便とさせて頂きます．**その他，申し込み・変更届けの方法は電話，郵便はがきも同様です．

◇代金引換について

　代金が税込 5,000 円をこえる場合，代金引換とさせて頂きます．配達員が商品をお届けした際に，現金またはクレジットカード・デビットカードにて代金を配達員にお支払い下さい(本の代金＋消費税＋送料)．（※年間定期購読と同時に 5,000 円をこえるご注文を頂いた場合は代金引換とはなりません．郵便振替用紙を同封して発送いたします．代金後払いという形になります．送料は，定期購読を含むご注文の場合は弊社が負担します）

◇年間定期購読のお申し込みについて

　年間定期購読は，1 年分を前金で頂いておりますため，代金引換とはなりません．郵便振替用紙を本と同封または別送いたします．送料弊社負担，また何月号からでもお申込み頂けます．

　毎年末，次年度定期購読のご案内をお送りいたしますので，定期購読更新のお手間が非常に少なく済みます．

◇住所変更届けについて

　年間購読をお申し込みされております方は，その期間中お届け先が変更します際，必ずご連絡下さいますようよろしくお願い致します．

◇取消，変更について

　取消，変更につきましては，お早めに FAX，お電話でお知らせ下さい．

　返品は，原則として受けつけておりませんが，返品の場合の郵送料はお客様負担とさせていただきます．その際は必ず弊社へご連絡ください．

◇ご送本について

　ご送本につきましては，ご注文がありましてから約 1 週間前後とみていただきたいと思います．

◇個人情報の利用目的

　お客様から収集させていただいた個人情報，ご注文情報は本サービスを提供する目的(本の発送，ご注文内容の確認，問い合わせに対しての回答等)以外には利用することはございません．

　その他，ご不明な点は弊社までご連絡ください．

株式会社 全日本病院出版会

〒 113-0033 東京都文京区本郷 3-16-4-7F
電話 03(5689)5989　FAX03(5689)8030　郵便振替口座 00160-9-58753

FAX 専用注文書 リハ 2411

年　　月　　日

○印	Monthly Book Medical Rehabilitation	定価(消費税込み)	冊数
	2025 年 1 月～12 月定期購読(送料弊社負担)	40,150 円	
	MB Med Reha No. 305　在宅におけるリハビリテーション診療マニュアル 増刊号	5,500 円	
	MB Med Reha No. 300　膝スポーツ障害・外傷のリハビリテーション診療 実践マニュアル 増大号	4,400 円	
	MB Med Reha No. 293　リハビリテーション医療の現場で役立つくすりの知識 増大号	4,400 円	
	MB Med Reha No. 289　リハビリテーション診療に必要な動作解析 増刊号	5,500 円	
	MB Med Reha No. 280　運動器の新しい治療法とリハビリテーション診療 増大号	4,400 円	
	MB Med Reha No. 276　回復期リハビリテーション病棟における 疾患・障害管理のコツ Q&A―困ること，対処法― 増刊号	5,500 円	
	バックナンバー(号数と冊数をご記入ください)		

○印	Monthly Book Orthopaedics	定価(消費税込み)	冊数
	2025 年 1 月～12 月定期購読(送料弊社負担)	42,570 円	
	MB Orthopaedics Vol. 37 No. 10　運動器の痛みに対する薬の上手な使いかた 増刊号	6,600 円	
	MB Orthopaedics Vol. 37 No. 5　医師とセラピストをつなぐ スポーツエコー活用 web 動画付 増大号	6,270 円	
	バックナンバー(巻数号数と冊数をご記入ください 例：36-12 など)		

○印	書籍	定価(消費税込み)	冊数
	運動器臨床解剖学―チーム秋田の「メゾ解剖学」基本講座―**改訂第 2 版**	6,490 円	
	輝生会がおくる！リハビリテーションチーム研修テキスト―チームアプローチの真髄を理解する―	3,850 円	
	四季を楽しむ　ビジュアル嚥下食レシピ	3,960 円	
	優投生塾 投球障害攻略マスターガイド【Web 動画付き】	7,480 円	
	足の総合病院・下北沢病院がおくる！ ポケット判 主訴から引く足のプライマリケアマニュアル	6,380 円	
	外傷エコー診療のすすめ【Web 動画付】	8,800 円	
	明日の足診療シリーズⅣ　足の外傷・絞扼性神経障害、糖尿病足の診かた	8,690 円	
	明日の足診療シリーズⅢ　足のスポーツ外傷・障害の診かた	9,350 円	
	明日の足診療シリーズⅡ　足の腫瘍性病変・小児疾患の診かた	9,900 円	
	明日の足診療シリーズⅠ　足の変性疾患・後天性変形の診かた	9,350 円	
	足関節ねんざ症候群―足くびのねんざを正しく理解する書―	6,050 円	
	睡眠環境学入門	3,850 円	
	健康・医療・福祉のための睡眠検定ハンドブック up to date	4,950 円	
	小児の睡眠呼吸障害マニュアル第 2 版	7,920 円	

お名前　フリガナ　　　　　　　　　　　　　　　㊞　　　　診療科

ご送付先　〒　　－　　　　　□自宅　　□お勤め先

電話番号　　　　　　　　　　　　　　　　　□自宅　□お勤め先

バックナンバー・書籍合計 5,000 円以上のご注文 は代金引換発送になります

―お問い合わせ先―
㈱全日本病院出版会営業部
電話 03(5689)5989

FAX 03(5689)8030

全日本病院出版会行 　FAX 03-5689-8030

年　　月　　日

住 所 変 更 届 け

お 名 前	フリガナ
お客様番号	毎回お送りしています封筒のお名前の右上に印字されております8ケタの番号をご記入下さい。
新お届け先	〒　　　　　都 道　　　府 県
新電話番号	（　　　　　）
変更日付	年　　月　　日より　　　　　　　月号より
旧お届け先	〒

※ 年間購読を注文されております雑誌・書籍名に✓を付けて下さい。

☐ Monthly Book Orthopaedics （月刊誌）

☐ Monthly Book Derma. （月刊誌）

☐ Monthly Book Medical Rehabilitation （月刊誌）

☐ Monthly Book ENTONI （月刊誌）

☐ PEPARS （月刊誌）

☐ Monthly Book OCULISTA （月刊誌）

FAX 03-5689-8030

全日本病院出版会行

MEDICAL REHABILITATION

バックナンバー一覧

2021年
- No. 264 脳血管障害の診断・治療の進歩とリハビリテーション診療
  編集/藤原俊之
- No. 265 病識低下に対するリハビリテーションアプローチ
  編集/渡邉 修
- No. 266 胸部外科手術の進歩と術前術後のリハビリテーション診療
  編集/小山照幸
- No. 267 実践！在宅摂食嚥下リハビリテーション診療　**増刊号**
  編集/菊谷 武（増刊号/5,500円）
- No. 268 コロナ禍での生活期リハビリテーション―経験と学び―
  編集/宮田昌司・岡野英樹
- No. 269 種目別スポーツ　リハビリテーション診療
  ―医師の考え方・セラピストのアプローチ―　**増大号**
  編集/池田 浩（増大号/4,400円）

2022年
- No. 270 「骨」から考えるリハビリテーション診療
  ―骨粗鬆症・脆弱性骨折―
  編集/萩野 浩
- No. 271 リハビリテーション現場で知っておきたい高齢者の皮膚トラブル対応の知識
  編集/紺家千津子
- No. 272 大規模災害下でのリハビリテーション支援を考える
  編集/冨岡正雄
- No. 273 認知症の人の生活を考える―患者・家族のQOLのために―
  編集/繁田雅弘・竹原 敦
- No. 274 超高齢社会に備えたサルコペニア・フレイル対策
  ―2025年を目前として―
  編集/近藤和泉
- No. 275 女性とウィメンズヘルスとリハビリテーション医療
  編集/浅見豊子
- No. 276 回復期リハビリテーション病棟における疾患・障害管理のコツQ&A―困ること，対処法―　**増刊号**
  編集/岡本隆嗣（増刊号/5,500円）
- No. 277 AYA世代のがんへのリハビリテーション医療
  編集/辻 哲也
- No. 278 リハビリテーション診療に使えるICT活用術
  ―これからリハビリテーション診療はこう変わる！―
  編集/藤原俊之
- No. 279 必須！在宅摂食嚥下リハビリテーションの知識
  編集/福村直毅
- No. 280 運動器の新しい治療法とリハビリテーション診療　**増大号**
  編集/平泉 裕（増大号/4,400円）
- No. 281 訪問リハビリテーションで使える困ったときの対処法
  編集/和田真一
- No. 282 脳血管障害の片麻痺患者へのリハビリテーション治療マニュアル
  編集/安保雅博

2023年
- No. 283 骨脆弱性とリハビリテーション診療
  ―脆弱性骨折からがんの転移まで―
  編集/宮腰尚久
- No. 284 最期まで家で過ごしたい―在宅終末期がん治療・ケアにおいてリハビリテーション医療ができること―
  編集/大森まいこ
- No. 285 脳心血管病　予防と治療戦略
  編集/上月正博
- No. 286 在宅でみる呼吸器疾患のリハビリテーション診療
  編集/海老原 覚
- No. 287 高次脳機能障害と向き合う―子どもから高齢者まで―
  編集/橋本圭司
- No. 288 関節リウマチのリハビリテーション診療update
  編集/松下 功
- No. 289 リハビリテーション診療に必要な動作解析　**増刊号**
  編集/宮野佐年（増刊号/5,500円）
- No. 290 コロナ禍の経験から得た感染症対策
  編集/宮越浩一
- No. 291 嚥下内視鏡検査（VE）治療・訓練に役立つTips
  ―担当分野ごとのポイントを把握しよう！―
  編集/太田喜久夫
- No. 292 知っておくべき！治療用装具・更生用補装具の知識の整理
  編集/菊地尚久
- No. 293 リハビリテーション医療の現場で役立つくすりの知識　**増大号**
  編集/倉田なおみ（増大号/4,400円）
- No. 294 腎臓疾患・透析患者のリハビリテーション診療
  編集/武居光雄
- No. 295 ここまでやろう！大腿骨近位部骨折の包括的リハビリテーション
  編集/尾﨑まり

2024年
- No. 296 知らなかったでは済まされない！ドレーン・カテーテル・チューブ管理の基本と注意点
  編集/菅原英和
- No. 297 リハビリテーション医療の現場で知っておきたい精神科関連の実践的知識
  編集/井上真一郎
- No. 298 ここがポイント！半側空間無視のリハビリテーション診療
  編集/水野勝広
- No. 299 リハビリテーションチームで支える神経難病診療
  編集/植木美乃
- No. 300 膝スポーツ障害・外傷のリハビリテーション診療実践マニュアル　**増大号**
  編集/津田英一（増大号/4,400円）
- No. 301 リハビリテーション診療において必要な書類の知識
  編集/高岡 徹
- No. 302 がんロコモ―がん患者の運動器管理とリハビリテーション診療―
  編集/酒井良忠
- No. 303 咀嚼・嚥下機能の評価とトラブルシューティング
  ―窒息・誤嚥性肺炎の危機管理―
  編集/柴田斉子
- No. 304 肩関節障害に対する機能評価からの治療戦略
  編集/西中直也
- No. 305 在宅におけるリハビリテーション診療マニュアル　**増刊号**
  編集/川手信行・水間正澄（増刊号/5,500円）
- No. 306 リハビリテーション医療とDX（デジタルトランスフォーメーション）
  編集/近藤国嗣

各号定価2,750円（本体2,500円＋税）．（増刊・増大号を除く）
在庫僅少品もございます．品切の場合はご容赦ください．
（2024年10月現在）

掲載されていないバックナンバーにつきましては，弊社ホームページ（www.zenniti.com）をご覧下さい．

2025年　年間購読　受付中！
年間購読料　40,150円（消費税込）（送料弊社負担）
（通常号11冊＋増大号1冊＋増刊号1冊：合計13冊）

全日本病院出版会　　検索

click

次号予告

知っておきたい！
失語症のリハビリテーション診療

No. 308（2024 年 12 月号）

編集／国立精神・神経医療研究
　　　センター病院部長　　　　原　貴敏

失語症治療の概念………………吉野眞理子
失語症の評価
　―最近のトピック J-CAT―…吉畑　博代
新しい失語症の評価
　―談話評価について―………川上　勝也
失語タイプと言語療法
　―最近のトピック―…………中村　　光
脳損傷患者に対する言語療法……廣實　真弓
原発性進行性失語に対する言語療法
　………………………………佐藤　睦子
失語症に対する言語聴覚療法の
　エビデンス……………………藤田　郁代
失語症とニューロモジュレーション
　………………………………櫻井　義大
言語リハビリテーション治療の
　長期効果………………………中川　良尚
失語症患者の社会支援…………山本　　徹

編集主幹：宮野佐年　医療法人財団健貢会総合東京病院
　　　　　　　　　　　リハビリテーション科センター長
　　　　　　水間正澄　医療法人社団輝生会理事長
　　　　　　　　　　　昭和大学名誉教授
　　　　　　小林一成　医療法人財団慈生会野村病院顧問

No.307　編集：
橋本圭司　昭和大学准教授

Monthly Book Medical Rehabilitation　No.307

2024 年 11 月 15 日発行（毎月 1 回 15 日発行）
定価は表紙に表示してあります.
Printed in Japan

発行者　　末　定　広　光
発行所　　　株式会社　**全日本病院出版会**
〒 113-0033　東京都文京区本郷 3 丁目 16 番 4 号 7 階
　　　　　　電話（03）5689-5989　Fax（03）5689-8030
　　　　　　郵便振替口座 00160-9-58753

© ZEN・NIHONBYOIN・SHUPPANKAI, 2024

印刷・製本　三報社印刷株式会社　　　　電話（03）3637-0005
広告取扱店　**株式会社文京メディカル**　電話（03）3817-8036

・本誌に掲載する著作物の複製権・翻訳権・上映権・譲渡権・公衆送信権（送信可能化権を含む）は株式会社
全日本病院出版会が保有します.
・ JCOPY ＜（社）出版者著作権管理機構　委託出版物＞
本誌の無断複写は著作権法上での例外を除き禁じられています. 複写される場合は, そのつど事前に, （社）出版
者著作権管理機構（電話 03-5244-5088, FAX 03-5244-5089, e-mail: info@jcopy.or.jp）の許諾を得てください.
・本誌をスキャン, デジタルデータ化することは複製に当たり, 著作権法上の例外を除き違法です. 代行業者等
の第三者に依頼して同行為をすることも認められておりません.